古中医传承书系之医理篇

医理真传

清·郑钦安 著

U0207041

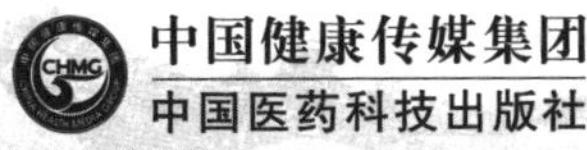

中国健康传媒集团
中国医药科技出版社

内容提要

《医理真传》四卷，为清代名医郑钦安所著。全书以元阴、元阳为人身立命之本立论，探求乾坤坎离之大旨，阐述用药活泼之机关，论阴阳之盈缩、生化之至理、方药圆通之妙义。立论明确，条分缕析，论述精妙，诗图并茂。同时，在治疗发热、疟疾、积聚等临床诸症上，有简明扼要的总括及对症方药，可供学习参考。

图书在版编目（CIP）数据

医理真传／（清）郑钦安著．—北京：中国医药科技出版社，2016.4

（古中医传承书系．医理篇）

ISBN 978－7－5067－8107－7

Ⅰ．①医…　Ⅱ．①郑…　Ⅲ．①中医学—临床医学—中国—清代

Ⅳ．①R249.49

中国版本图书馆CIP数据核字（2016）第014729号

美术编辑　陈君杞

版式设计　郭小平

出版　**中国健康传媒集团**｜中国医药科技出版社

地址　北京市海淀区文慧园北路甲22号

邮编　100082

电话　发行：010－62227427　邮购：010－62236938

网址　www.cmstp.com

规格　958×650mm $^{1}/_{16}$

印张　8 $^{1}/_{2}$

字数　90千字

版次　2016年4月第1版

印次　2024年1月第9次印刷

印刷　北京印刷集团有限责任公司

经销　全国各地新华书店

书号　ISBN 978－7－5067－8107－7

定价　23.00元

获取新书信息、投稿、为图书纠错，请扫码联系我们。

《古中医传承书系》

编 委 会

主　编　吴少祯

副主编　王应泉　许　军　刘建青　范志霞

编　委（按姓氏笔画排序）

马　进　王　朔　李禾薇　李宇恒

张芳芳　金芬芳　贾清华　党志政

郭新宇　满　雪

出版者的话

“古中医”这个名词，真正被人们所熟知，应源于清代彭子益的《圆运动的古中医学》，本书秉承《内经》要旨、仲景心法，以医易河图理论和中气升降理论，将中医辨证论治、理法方药的各个环节，剖析得头头是道，简明易懂，对后学者启悟匪浅。当代著名已故老中医李可先生生前对该书推崇备至，并用十余年的时间，多次亲赴广东、广西等地，收集、整理出版了彭子益遗书《圆运动的古中医学续集》。在一次学术会议上，有位记者问他是不是火神派，李老说：我没有创什么派，只是回到汉代以前的中医之路，一定要冠一个名字，就用彭子的“古中医”吧！

“古中医”的概念自此为中医界乃至国人所逐步熟悉，复兴古中医，还中医治病之本色成了中医界的一个共识。本丛书的策划编辑也因此萌生了出版一套《古中医传承书系》的念头，后经与李可老先生的拜师弟子张宗祥老师详谈请教后，坚定了丛书的出版决心，并在“李可中医药学术流派国家传承基地”主任吕英教授及其师弟张宗祥老师指导下，对丛书的入选分册进行了初步筛选和确定。在此，谨对张宗祥老师和吕英老师所提供的无私帮助表达深深的谢意！

《古中医传承书系》目前分为四篇：经典篇、医理篇、伤寒篇和方药篇。每一篇精选了大家所共识、李可推崇的古中医代表医家的经典医著。首先推出的医理篇，包括《医理真传》（郑钦安）、《医法圆通》（郑钦安）、《四圣心源》（黄元御）和《圆运动的古中医学》（彭子益）。

意有千意，理只一条，古中医理论是中医理论的王道之法，古中医扎根于中华传统文化，有其自身独特的理论体系和辨证思维。尽管中医传承之路漫长而曲折，但无法阻挡莘莘学子对古中医的推崇与热爱。本丛书属于开放式丛书，希望在古中医的传承之路上，能够薪火相传，永不停息。

中国医药科技出版社

2016 年 2 月

整理说明

《医理真传》，清代郑钦安撰，刊行于清代同治己巳年（1869），可与钦安所著《医法圆通》《伤寒恒论》同称为中医火神派开山之作。

郑寿全，字钦安，四川邛州（今四川邛崃）人，生于清道光四年（1824），卒于清宣统三年（1911）。早年习业，师从夙儒兼名医刘止唐先生，精研《周易》《黄帝内经》《伤寒论》等典籍之要旨，融会贯通医家著述之精髓，参悟人身阴阳合一之道，秉承仲景立法垂方之义。

《医理真传》四卷，刊行于清同治八年（1869）。全书以元阴、元阳为人身立命之本立论，阐明治病需分阴阳、辨虚实，探求乾坤坎离大旨，论阴阳之盈缩、生化之至理、用方用法圆通之妙义，释明“发病损伤各有不同，总以阴阳二字为主，阴盛则阳必衰，阳盛则阴必弱，不易之理也”。其立论明确，条分缕析，言简意赅，诗图并茂。此书刊行以来，流传甚广，影响深远，版本众多。

本次整理，以清同治八年己巳（1869）原刻初印本为底本，并参考他本进行点校。现将有关问题说明如下：

1. 对底本内容不做增删。

2. 底本或校本中的繁体字、异体字一律径改为规范简体字，古字以今字律齐，不出校注。

3. 底本中夹注现改为单行仿宋小字置于原书相应位置，与正文区别。

4. 因书改横排，底本中凡是表示上下方位的“左”“右”，径改为“下”“上”。

鉴于校者学识尚浅，恐有疏漏之处，敬祈同仁惠予教正，是为至盼。

整理者

2016年2月

序

医学一途，不难于用药，而难于识症；亦不难于识症，而难于识阴阳。阴阳化生五行，其中消长盈虚，发为疾病，万变万化，岂易窥测？诊候之际，犹多似是而非之处，辨察不明，鲜有不误人者也。

余蜀南临邛人也，迁居于成都省城，学医于止唐刘太老夫子，指示《黄帝内经》、《周易》太极、仲景立方立法之旨。余沉潜于斯二十余载，始知人身阴阳合一之道，仲景立方垂法之美。所览医书七十余种，每多各逞己见，亦未尝不讲仲景之法，然或言病而不道其病之所以然，或言方而不探其用方之所以妙，参差间出，使人入于其中而茫然。近阅闽省陈修园医书一十三种，酌古准今，论深注浅，颇得仲景之微，亦且明透。其中分阴分阳之实据，用药活泼之机关，间有略而未详者。余不揣鄙陋，以管窥之见，谨将乾坤化育，人身性命立极，与夫气机盈缩、内因外因、阳虚阴虚、病情实据、用方用法活泼圆通之妙，详言数十条，以明仲景立法垂方之苦心，亦足以补修园先生之未逮。因志在活人，遂不知其言之妄也，高明谅之。

同治己巳菊月蜀南临邛钦安郑寿全书

目录

卷　一

乾坤大旨

☰乾为天，属金，纯阳也，称为老父、老阳、老子，又名曰龙。

☷坤为地，属土，纯阴也，称为老母、老阴。

乾坤交媾，化生六子。

乾之初爻，乘于坤之初爻，而生长男，震也。乾之二爻，乘于坤之二爻，而生中男，坎也。乾之三爻，乘于坤之三爻，而生少男，艮也。故曰：乾道成男初爻、二爻、三爻，喻乾金真精、真气发泄之次序也。

坤之初爻，乘于乾之初爻，而生长女，巽也。坤之二爻，乘于乾之二爻，而生中女，离也。坤之三爻，乘于乾之三爻，而生少女，兑也。故曰：坤道成女初爻、二爻、三爻，喻坤土真阴流露之度数也。

乾坤六子，长少皆得乾坤性情之偏，惟中男、中女，独得乾坤性情之正。人秉天地之正气而生，此坎离所以为人生立命之根也。

坎卦诗

☵天施地润水才通，一气含三造化工。

万物根基从此立，生生化化沐时中。

坎卦解

坎为水，属阴，血也，而真阳寓焉。中一爻，即天也。天一生水，在人身为肾，一点真阳含于二阴之中，居于至阴之地，乃人立命之根，真种子也，诸书称为真阳。真阳二字，各处讲解字眼不同，恐初学看书，一时领悟不到，以致认症不清，今将各处字眼搜出，以便参究。

真阳二字，一名相火，一名命门火，一名龙雷火，一名无根火，一名阴火，一名虚火。发而为病，一名元气不纳，一名元阳外越，一名真火沸腾，一名肾气不纳，一名气不归源，一名孤阳上浮，一名虚火上冲。种种名目，皆指坎中之一阳也。一阳本先天乾金所化，故有龙之名。一阳落于二阴之中，化而为水，立水之极是阳为阴根也，水性下流，此后天坎卦定位，不易之理也。须知此际之龙，乃初生之龙龙指坎中一阳也，不能飞腾而兴云布雨，惟潜于渊中，以水为家，以水为性，遂安其在下之位，而俯首于下也。若虚火上冲等症，明系水盛水即阴也，水盛一分，龙亦盛一分龙即火也，水高一尺，龙亦高一尺，是龙之因水盛而游，非龙之不潜而反其常。故经云“阴盛者，阳必衰”，即此可悟用药之必扶阳抑阴也。

乃市医一见虚火上冲等症，并不察其所以然之要，开口滋阴降火，自谓得其把握，独不思本原阴盛阴盛二字，指肾水旺阳虚阳虚二字，指君火弱，今不扶其阳，而更滋其阴，实不啻雪地加霜，非医中之庸手乎？余亦每见虚火上冲等症，病人多喜饮热汤，冷物全不受者，即此更足徵滋阴之误矣。又有称桂、附为引火归源者，皆未识其指归，不知桂、附、干姜纯是一团烈火，火旺则阴自消，如日烈而片云无。况桂、附二物，力能补坎离中之阳，其性刚烈至极，足以消尽僭上之阴气。阴气消尽，太空为之廓朗，自然上下奠安，无偏盛也，岂真引火归源哉！历代注家，俱未将一阳潜于水中底蕴搜出，以致后学懵然无据，滋阴降火，杀人无算，真千古流弊，医门大憾也。

离卦诗

☲地产天成号火王，阴阳互合隐维皇，
神明出入真无定，个里机关只伏藏。

离卦解

离为火，属阳，气也，而真阴寄焉。中二爻，即地也。地二生火，在人为心，一点真阴藏于二阳之中，居于正南之位，有人君之象，为十二官之尊，万神之宰，人身之主也。故曰："心藏神。"坎中真阳，肇自乾元，一也；离中真阴，肇自坤元，二也。一而二，二而一，彼此互为其根，有夫妇之义。故子时一阳发动，起真水上交于心，午时一阴初生，降心火下交于肾。一升一降，往来不穷，性命于是乎立。

气血两字作一卦解

凡天地之数，起于一。一属阳，气也。一生二，二属阴，血也。一合二而成☵，气无形而寓于血之中是也。二合一而成☲，血有形而藏于气之内是也经云"气能统血"，即此意也。气、血两字，作一坎卦解之也可，即作一离卦解之也可，即作坎、离二卦解之也亦可。余恒曰：以脏腑分阴阳，论其末也。以一坎卦解之，推其极也。又曰：人身一团血肉之躯，阴也，全赖一团真气运于其中而立命，亦可作一坎卦以解之。

君相二火解

按：君火，凡火也；相火，真火也。凡火即心，真火即肾中之阳。凡火居上以统乎阳，阳重而阴轻也，故居上为用离卦二阳爻是也；真火居下以统乎阴，阴重而阳轻也，故居下为体坎卦一阳爻是也。二火虽分，其实一气离卦二阳爻，坎卦一阳爻，合之而成乾。人活一口气，即此乾元之气也。因乾分一气落于坤宫，遂变出后天世界，此君、相二火之由来，诚阴阳之主宰也。如上之君火弱，即不能统上身之关窍精血，则清涕、口沫、目泪、漏睛、鼻齿出血，诸症作矣。如下之相火弱，即不能统下身之关窍精血，则遗尿、滑精、女子带下、二便不禁，诸症作矣。顾二火不可分，而二火亦不胜合，所以一往一来，化生中气二火皆能生土，上者生凡土，即胃；下者生真土，即脾。二火化生中土，先后互相赖焉，遂分二气为三气也故曰三元，又曰三焦。经云：无先天而后天不立，无后天而先天亦不生。此先后三元之实义也。如中宫不得二火之往来熏蒸，即不能腐熟谷水，则完谷不化、痰湿、痞满诸症作矣上、中、下三部，可见是一团火也。如上下二火俱不足，则在上者，有反下趋之症，如心病移于小肠，肺病移于大肠是也；在下者，有反上腾之病，如虚火牙疼、咳血喘促、面目浮肿、喉痹之类是也。

其中尤有至要者，有阴气上腾而真火不与之上腾者，有阴气上腾而真火即与之上腾者，此处便要留心。若上脱之机关已露，其脉浮空、气喘促，尚未见面赤、身热、汗出者，此阴气上腾，而真火尚未与之俱腾也；若见面赤、身热、汗出者，此阴气上腾，而真火亦与之俱腾矣。病至此际，真欲脱也。凡见阴气上腾诸症，不必延至脱时而始用回阳，务见机于早，即以回阳镇纳诸方投之，方不致酿成脱症之候矣。亦有阳气下趋而君火未与之下趋者，有阳气下趋而君火即与之下趋者，此际不可玩忽。若下脱之机关已具，其脉细微欲绝，二便血下如注，或下利清谷益甚，四肢虽冷，尚觉未寒，二便之门尚能禁者，此阳气下趋而君火尚未与之俱趋也。若四肢寒甚，二便利甚，不自禁者，此阳气下趋而君火亦与之俱趋也。病至此际，真欲脱也。凡见阳气下趋诸症，不必定要见以上病情而始用逆挽，务审机于先，即以逆挽益气之法救之，自可免脱症之祸矣。盖从下而竭于上者，为脱阳坎中之阳，天体也，故脱从上；从上而竭于下者，为脱阴离中之阴，地体也，故脱从下。阳欲脱者，补阴以留之，如独参汤是也；阴欲脱者，补阳以挽之，如回阳饮是也。亦有阳欲脱者，不必养阴，阴盛而阳即灭；阴欲脱者，不必补阳，阳旺而阴立消。此皆阴阳之变也。学者务要细心体会，便得一元分合之义矣。

真龙约言

夫真龙者，乾为天是也乾体属金，浑然一团，无一毫渣滓尘垢。古人以龙喻之，言其有变化莫测之妙。乾分一气落于坤宫，化而为水，阴阳互根，变出后天坎离二卦，人身赖焉。二气往来，化生中土，万物生焉，二气亦赖焉。如坎宫之龙坎中一爻，乾体所化，初生之龙也，养于坤土之中，故曰：见龙在田。虽无飞腾之志，而有化育之功。是水也，无土而不停蓄；龙也，无土而不潜藏。故土覆水上，水在地中，水中有龙，而水不至寒极；地得龙潜，而地即能冲和。水土合德，世界大成矣。

窃思天开于子子时一阳发动故也，而龙降焉。龙降于子，至巳而龙体浑全，飞腾已极故五六月雨水多，龙亦出，皆是龙体浑全，极则生一阴。一阴始于午，至亥而龙体化为纯阴已极，极则生一阳，故曰复一。一也者，真气也，天之体也。气虽在下，实无时而不发于上也。若离中真阴，地体也，虽居于上，实无时而不降于下也。故《易》曰：“本乎天者亲上，本乎地者亲下。”此阴阳升降之要，万古不易之至理也。业医者果能细心研究，即从真龙上领悟阴阳，便得人身一付全龙也。

五行总括图

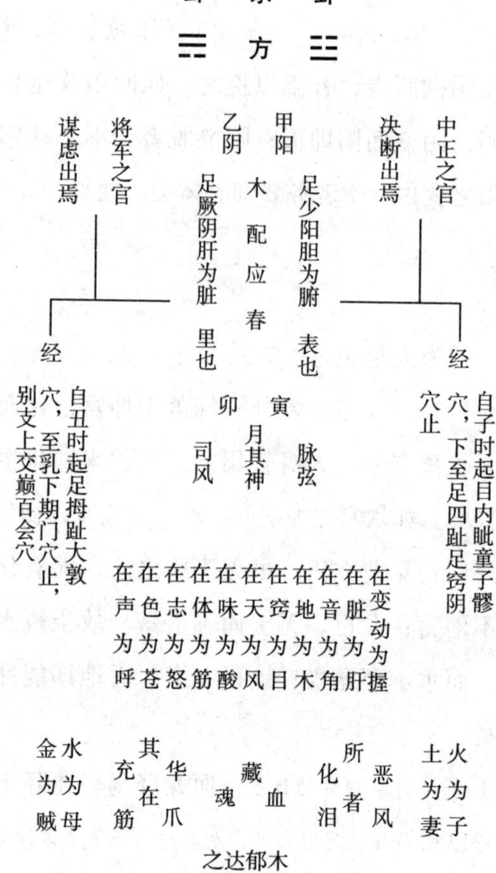

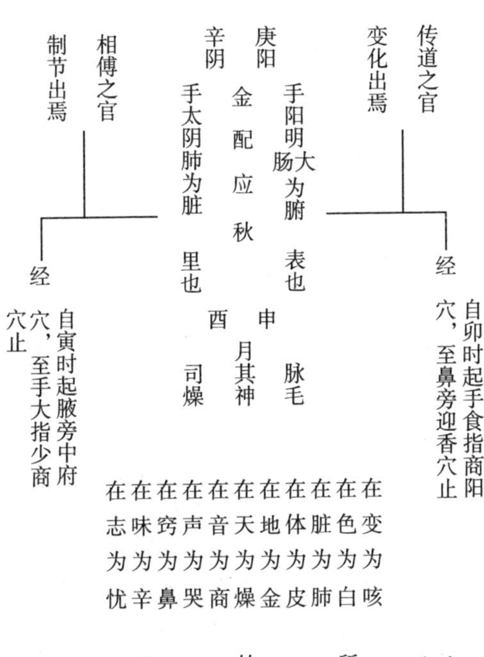

卦 西 卦
☰ 方 ☱
传道之官
变化出焉
庚阳
辛阴
相傅之官
制节出焉
手阳明大肠为腑
金配应秋
手太阴肺为脏
表也
里也
申
酉
脉毛
月其神
司燥
经
自卯时起手食指商阳穴，至鼻旁迎香穴止
经
自寅时起腋旁中府穴，至手大指少商穴止
在变为咳
在色为白
在脏为肺
在体为皮
在地为金
在天为燥
在音为商
在声为哭
在窍为鼻
在味为辛
在志为忧
火为子
木为妻
藏魄
所恶者寒
化涕
饮冷伤肺
华毛
其充在皮
土为母
火为贼
金郁泄之

南方 卦☲

受盛之官　化物出焉

丙阳　手太阳小肠为腑　表也　巳　脉洪

火配应夏　月其神

丁阴　手少阴心为脏　里也　午　司火

君主之官　神明出焉

经　自未时起手小指少泽穴，至耳中听宫穴止

经　自午时起腑下极泉穴，至手小指少冲穴止

在变为忧　在色为赤　在体为脉　在脏为心　在地为火　在天为热　在音为徵　在窍为舌　在味为苦　在志为喜　在声为笑

土为子　金为妻

恶热　所藏者神　化汗

其华在面　充在脉

木为母　水为贼

火郁发之

北方 卦 ☵

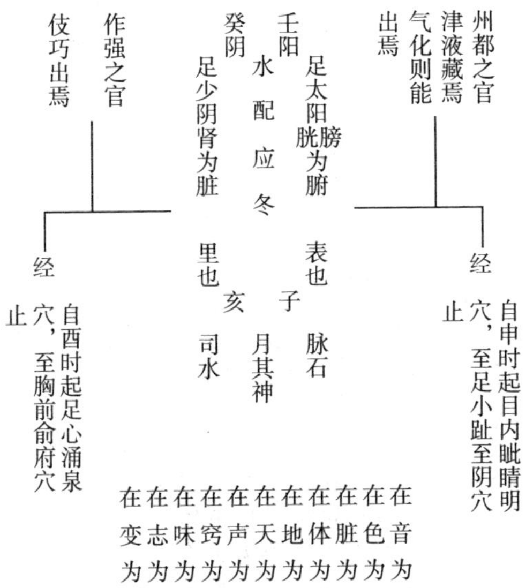

在音为羽
在色为黑
在脏为肾
在体为骨
在地为水
在天为寒
在声为呻
在窍为耳
在味为咸
在志为恐
在变为栗

木为子
火为妻
所藏者志
所恶者燥
所化者唾
久立伤骨
其华在发
其充在骨
金为母
土为贼

水郁折之

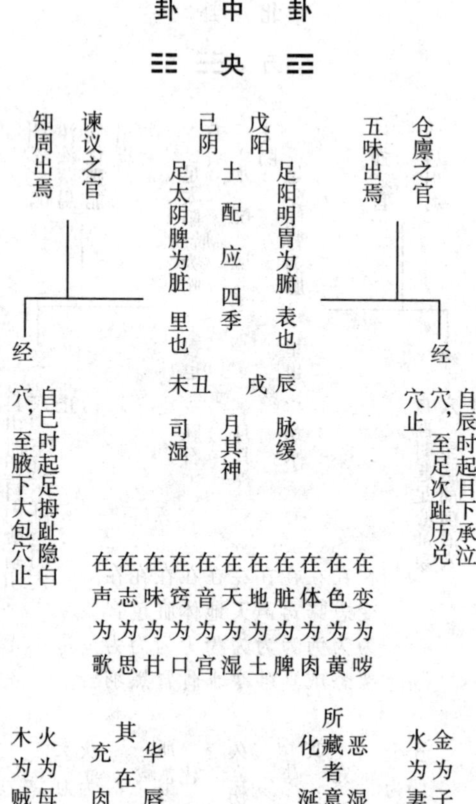

卦
中央
卦
仓廪之官
五味出焉
经
自辰时起目下承泣穴，至足次趾历兑穴止
戊阳
足阳明胃为腑
表也
辰
脉缓
土配应四季
戌
月其神
己阴
足太阴脾为脏
里也
丑未
司湿
谏议之官
知周出焉
经
自巳时起足拇趾隐白穴，至腋下大包穴止
在变为哕
在色为黄
在体为肉
在脏为脾
在地为土
在天为湿
在音为宫
在窍为口
在味为甘
在志为思
在声为歌
金为子
水为妻
恶湿
所藏者意
化涎
其华在唇
充肉
火为母
木为贼
之夺郁土

手少阳三焦决渎之官，水道出焉经自亥时起，无名指关冲穴，至眉毛丝竹空穴止。

手厥阴包络使臣之官，喜乐出焉经自戌时起，乳后天池穴，至手中指中冲穴止。

二经分配共成十二经。包络，一名膻中细考即护心油。

三焦部位说

上焦统心肺之气，至膈膜；中焦统脾胃之气，自膈膜下起而至脐中；下焦统肝肾之气，自脐中起而至足。上焦，天也即上元；中焦，地也即中元；下焦，水也即下元。天气下降于地，由地而入水；水气上升于地，由地而至于天。故曰：地也者，调和阴阳之枢机也。三焦之气，分而为三，合而为一，乃人身最关要之府，一气不舒，则三气不畅，此气机自然之理。学者即在这三焦气上探取化机，药品性味探取化机，便得调和阴阳之道也。

五运所化

甲己化土如甲己之岁，以土运统之。余同推。

乙庚化金

丙辛化水

丁壬化木

戊癸化火

司天在泉图

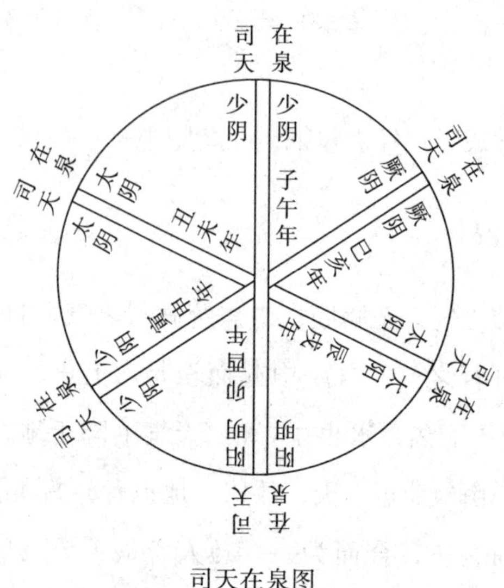

司天在泉图

五行本体受病、相传为病

天地化生五行，其中不无偏盛也。盖五行各秉一脏，各得一气，各主一方，各司一令，各有所生，各有所化，各有所制，各有所害。所以东方生风木，司春令，在人为肝，肝气不舒，则发而为病，病有盛衰。南方生热火，司夏令，在人为心，心气不舒，则发而为病，病有盛衰。长夏生湿土，主四季，在人为脾，脾气不舒，则发而为病，病有盛衰。西方生燥金，司秋令，在人为肺，肺气不舒，则发而为病，病有盛衰。北方生寒水，司冬令，在人为肾，肾气不舒，则发而为病，病有盛衰。此五行本体之为病也。

而更有母病及子者，如金病而移于肾是也；子病及母者，如肾病而移于肺是也。有妻病而乘于夫者，如土病而传于肝是也；有夫病而及于妻者，如肝病而传于土是也。有因相生而传为病者，如金病传水，水传木，木传火，火传土，土传金是也。有因相克而传为病者，如金病传木，木传土，土传水，水传火，火传金是也。学者能留心于此，而治病便不难矣。

论气血盛衰篇

人身虽云五脏六腑，总不外乎气血两字。学者即将气血两字，留心讨究，可无俟他求矣。

夫气有余便是火，火旺者阴必亏。如仲景人参白虎汤、三黄石膏汤，是灭火救阴法也；芍药甘草汤、黄连阿胶汤，是润燥扶阴法也；四苓滑石阿胶汤、六味地黄汤，是利水育阴法也。

气不足便是寒，寒盛者阳必衰。如仲景四逆汤、回阳饮，是温经救阳法也；理中汤、甘草干姜汤，是温中扶阳法也；附子细辛汤、真武汤，是温肾助阳法也。后贤改用滋阴降火之法，是套人参白虎润燥救阴诸法，而以之治气有余之症，法则可从；若用之于气不足之人，则失之远矣。

辨认一切阳虚证法

凡阳虚之人，阴气自然必盛阴气二字，指水旺，水即血也。血盛则气衰，此阳虚之所由来也。外虽现一切火症此火名虚火，与实火有别。实火本客气入阳经，抑郁所致。虚火即阴气上僭，阴指水，气即水中先天之阳，故曰虚火。水气以下流为顺，上行为逆，实由君火太弱，不能镇纳，以致上僭而为病，近似实火，俱当以此法辨之，万无一失。阳虚病，其人必面色、唇口青白，无神，目瞑倦卧，声低息短，少气懒言，身重畏寒，口吐清水，饮食无味，舌青滑，或黑润青白色、淡黄润滑色，满口津液，不思水饮，即饮亦喜热汤，二便自利，脉浮空，细微无力，自汗肢冷，爪甲青，腹痛囊缩，种种病形皆是阳虚的真面目。用药即当扶阳抑阴扶阳二字，包括上、中、下。如桂枝、参、芪，扶上之阳；姜、蔻、西砂，扶中之阳；天雄、附子、硫黄，扶下之阳。然又有近似实火处，又当指陈。阳虚症，有面赤如朱而似实火者元阳外越也，定有以上病情可凭，有脉极大，劲如石者元阳暴脱也，定有以上病情可凭，有身大热者此条有三：一者元阳外越，身必不痛不渴，无外感可凭；一者产妇血骤虚，阳无所附；一者吐血伤阴，元气无依，吐则气机发外，元气亦因而发外也，有满口齿缝流血者阳气虚不能统血，血盛故外越也，有气喘促、咳嗽痰涌者肺为清虚之脏，着不得一毫阴气，今心肺之阳不足，故不能制僭上之阴气也。阴气指肾水、肾火，此条言内伤，有大、小便不利者阳不足以化阴也，定有以上病情可凭。此处略具一二，再玩阳虚门问答便知。

辨认一切阴虚证法

凡阴虚之人，阳气自然必盛阳气二字，指火旺。火旺则水亏，此阴虚之所由来也。外虽现一切阴象，近似阳虚症，俱当以此法辨之，万无一失。阴虚病，其人必面目、唇口红色，精神不倦，张目不眠，声音响亮，口臭气粗，身轻恶热，二便不利，口渴饮冷，舌苔干黄或黑黄，全无津液，芒刺满口，烦躁谵语，或潮热盗汗，干咳无痰，饮水不休，六脉长大有力，种种病形皆是阴虚的真面目，用药即当益阴以破阳益阴二字，包括六阴在内，照上“气血盛衰篇”，论“气有余便是火”一段，存阴、救阴、化阴、育阴诸方俱备，仔细揣摩，便知阴虚之道也。然亦有近似阳虚者，历指数端。阴虚症，有脉伏不见，或细如丝，而若阳虚极者热极则脉伏也，定有以上病形可凭。有四肢冷如冰，而若阳绝者邪热内伏，而阳气不达于四末也，定有以上病情可凭。有忽然吐泻，大汗如阳脱者此热伏于中，逼出吐泻也，定有以上病形可凭。有欲言不能，而若气夺者热痰上升蔽壅也，定有以上病情可凭。此处不过具其一二，余于阴虚证作有问答数十条，反复推明，细玩便知。

按：阴虚症皆缘火旺火即气，火盛则伤血，此千古不易之理。后贤专以火立论，而阴虚症之真面目尽掩矣。仲景存阴、化阴、育阴、救阴之法俱废，无人识矣，今特证之。

外感说

夫病而曰外感者，病邪由外而入内也。外者何？风、寒、暑、湿、燥、火，六淫之气也。人若调养失宜，阴阳偶乖，六邪即得而干之。六气首重伤寒，因寒居正冬子令，冬至一阳生，一年之气机俱从子时始起，故仲景先师首重伤寒，提出六经大纲，病气挨次传递，始太阳而终厥阴。论伤寒，而暑、湿、燥、火、风俱括于内；论六日传经，而一年之节令已寓于中。真是仙眼仙心，窥透乾坤之秘；立方立法，实为万世之师。学者欲入精微，即在伤寒六经提纲病情、方法上探求，不必他书上追索。须知伤寒论阳明，而燥症之外感已寓其方；论太阴，而湿症之外感可推其药。他如言少阳、少阴、厥阴，而风、火之外感亦莫不具其法也。世之论外感者，务宜于仲景伤寒书上求之可也。

病之浅深轻重，固是不同，总不外乎六经。六经各有提纲病情，昭然如日月之经天，丝毫莫混。学者只要刻刻将提纲病情熟记胸中，再玩后之六经定法贯解，细心领会，便得步步规矩，头头是道之妙，方可以为世之良医也。

内伤说

内伤之论多矣，诸书统以七情赅之。喜盛伤心，怒盛伤肝，恐惧伤肾，忧思伤脾，悲哀伤肺，是就五脏之性情而论也。而余则统以一心括之。夫心者，神之主也。凡视听言动及五劳等情，莫不由心感召。人若心体泰然，喜怒不能役其神，忧思不能夺其柄，心阳不亏，何内伤之有乎？凡属内伤者，皆心气先夺，神无所主，不能镇定百官，诸症于是蜂起矣。此等症，往往发热咳嗽，少气懒言，身重喜卧，不思饮食，心中若有不胜其愁苦之境者，是皆心君之阳气弱，阳气弱一分，阴自盛一分，此一定之至理也。阳气过衰即不能制阴，阴气过盛势必上干，而阴中一线之元阳势必随阴气而上行，便有牙疼、腮肿、耳肿、喉痛之症。粗工不识，鲜不以为阴虚火旺也。不知病由君火之弱，不能消尽群阴，阴气上腾，故牙疼诸症作矣。再观于地气上腾而为黑云，遮蔽日光，雨水便降，即此可悟虚火之症，而知为阳虚阴盛无疑矣。古人有称“痨”字从“火”者，即是内伤之主脑，惜乎言之未畅，而说之未当也。余故反复推明虚火之由，以为将来告。

望色

望色无他术，专在神气求。

实症多红艳，虚症白青浮。

部位须分定额心、颏肾、鼻脾、左腮肝、右腮肺，生克仔细筹。

吉凶都可料，阳浮记心头久病之人，未受外感，忽面现红光若无病者，乃元阳外越，旦夕死亡之征。

闻声

细听呼与吸呼出心肺，吸入肝肾，痰喘有无声。

呃逆分新久，微微言也厉声大也判盈缩。

抑郁多长气，腹痛定呻吟。

谵语虚实异，留神仔细评阳明实症谵语，乃热甚神昏，热极者，狂叫、喜笑不休。少阴虚寒症，言语错乱若谵语，其实非谵语也，乃气虚阳脱、神无所主也。

问症

探病须细问，疼痛何由生。

寒热分新久，痞满判重轻。

喜饮冷和热，二便黄与清。

妇女胎产异，经信最为凭。

切脉

脉分上中下，浮沉迟数衡。

有力与无力，虚实自然明。

大小兼长短，阴阳盛衰情。

二十八脉象，堪为学者绳脉之一途，千变万化，总在这“阴阳”两字上求之，其要不出浮沉、迟数、有力与无力耳。李士材之二十八脉，虽说繁冗，然逐步以言病，亦大费苦心，初学原不可少，此特明其要。

伤寒六经提纲病情

一日太阳，以“脉浮、头痛、项强、恶寒”八字为提纲，“恶寒”

二字为病情。

二日阳明，以“胃家实”三字为提纲，“恶热”二字为病情。

三日少阳，以“口苦、咽干、目眩”六字为提纲，“喜呕”二字为病情。

四日太阴，以“腹满而吐，食不下，自利益甚，时腹自痛。若下之，必胸下结硬”二十三字为提纲，“食不下”三字为病情。

五日少阴，以“脉微细，但欲寐”六字为提纲，“但欲寐”三字为病情。

六日厥阴，以“消渴，气上冲心，心中疼热，饥而不欲食，食则吐蛔，下之利不止”二十四字为提纲，“不欲食”三字为病情。

六经定法贯解

凡病邪初入，必由太阳。太阳为寒水之区，居坎宫子位，人身之气机日日俱从子时发起。子为一阳，故曰太阳。太阳如天之日日从东海而出，海为储水之区，水性主寒，故曰太阳寒水，无微不照，阳光自内而发外，一身上下四旁，莫不毕照焉。所以主皮肤，统营卫，为一身之纲领。然太阳底面，即是少阴肾经相为表里也。若太阳病，过发汗则伤少阴肾中之真阳，故有亡阳之虞。所以近来医家、病家，畏桂、麻二汤发汗，等于砒毒，毫不敢用，由其不知桂、麻二汤非发汗之剂，乃协和营卫之方也。营卫协和，则向之伏于皮毛、肌肉间者，今皆随汗而尽越于外矣。邪出于外，则表气疏，里气畅，病所以立解矣。至若发汗而致亡阳者，岂真麻、桂之为害哉？不知由其人内本先虚，复感寒邪，今得桂、麻协和阴阳，鼓邪外出，大汗淋漓，而肾中一线之元阳，乘气机之鼓动，而与汗俱出，实气机势时之使然，非桂、麻之必使人亡阳也。观于气实之人发汗毫不为害，从可识矣。然则仲景又岂不知内虚之人不可发汗乎？观于食粥与不食粥、微发汗、更发汗、中病即止诸句，仲景已于内虚之人早为筹画矣。真是步步规矩，处处苦心，惜乎知之者寡耳。六经当以一贯解之，章旨太多，恐学者易倦，仍将六经分解，参以附解。须知分解还是贯解，附解不在分、贯之列，分、贯是六经大旨，附解是补六经未发之大意。

附解

按：六经以太阳为首，厥阴为终。经者，常道也。先天之真阳原寄于肾，肾与膀胱相表里肾为里，膀胱为表，真阳之气机发动，必先行于太阳经，而后行于诸经，昼夜循环，周而复始。然太阳四面皆水，寒气布护，故曰“太阳之上，寒气主之”。真阳之气，此刻初生，阳气甚微，若太阳经病过发汗，则伤肾中之真阳表阳被夺，里阳立消，故有亡阳之虞。须知太阳地界主寒，复感外寒之客气所犯，阻其真阳运行之机，故太阳之经症作。

二曰阳明，阳明地界主燥，客寒之气自太阳而走入燥地，寒邪便化为燥邪，燥邪入阳明经，而阻其真阳运行之机，则阳明之经症作。余仿此，学者务宜留心，六经各有表里，即有病经不病里处，详太阳附解。

太阳经证解

按：太阳一经，以寒为本太阳之上，寒气主之，故也。少阴为中气肾与膀胱为表里，太阳为标主外，是本经之标、本、中三气也。太阳一经为病，有经病本经自病，有伤风症经症中之兼证，有伤寒症经症中之兼症，有两感症经症中之兼症，有腑症太阳中之里症。腑症之中，又有蓄尿症、蓄热症、蓄血症、癃闭症腑症中恒有之病也。不可不知也。

经症者何？脉浮、头项强痛、恶寒发热是也经病情形。兼自汗而恶风者，则为伤风症，是太阳之卫分为风邪所伤也，主以桂枝汤，协和营卫，驱风邪外出，浅一层立法也。服此方而若解则病愈此刻节令之气寒，客风亦寒，故曰风寒。寒气即是风气，风气即是寒气。仲景以“风寒”冠首，一示厥阴循环之意，一示风轮主持大世界之意，“风”字宜活看。

经症而兼无汗者，则为伤寒症，是太阳之营分为寒邪所伤也，主以麻黄汤，大开腠理，俾营分之寒邪尽从汗出，深一层立法也。服此方而若解，则病愈此际若不知发汗，则病进从实；若过发汗，则症变从虚；若妄下，则症变从误。

经症而兼壮热、烦躁、脉浮紧者，则为两感症，是太阳之营卫，为风邪、寒邪所伤也。主以大青龙汤，营卫两解，风寒并驱，又深一层立法也。服此方而若解，则病愈两感症，又有一日太阳而与少阳同病，亦名两感症。三阳症与三阴症同见，亦名两感，用药即当解表温经，再看表里重轻。以上兼症三法，系本经恒有之候，非传经之谓也。传经法详附解。

设若不解，不传经则必传腑传经则现经症，传腑则现腑症。腑症者何？口渴而小便不利是也。是邪由太阳之经而转入太阳之腑也，主以五苓散，化太阳之气。气化一行，小便亦利，邪亦可从此而出，病亦可从此解矣此处便是太阳首尾界限。

至于腑症之中，另有蓄尿一症病形小腹满、便短赤不利、口渴，盖膀胱乃储水之区，今为寒气所束，太阳之气微，不足以胜其寒邪之气，气机于是乎不运矣，气机一刻不运，则所储之水即不能出，势必上涌，而小腹作满，故名之曰蓄尿，主以五苓倍桂。桂本辛温，力能化太阳之寒气，气化一行，小便得出，病亦立解，此法中之法也。

另有蓄热一症病形小腹不满、口渴、溺赤，由寒邪入腑，从太阳之标阳而化为热。热甚则必涸其所注之水，故小腹不满而便不利，故名之曰蓄热，主以五苓去桂，加滑石以清利其热。热邪一去，腑自立安，亦法中之法也。

另有蓄血一症病形小腹硬满，缘由寒邪入腑，阻其太阳之气机，而循行本经之血液失其常度，不得归经，流入腑中，聚而不散，少腹硬满，故名之曰蓄血，主以五苓散中加桃仁、红花、当归、万年霜之类，从小便以逐其瘀，即可移危为安，皆不易之法也。

另有癃闭一症，与热结膀胱不同。热结者，尿常可出一二点，此则胀翻出窍，尿不得出，由三焦气机不运，水道壅塞太甚，法宜升提，俾壅者立开此下陷从上治法也，尿即得出，病亦可解，此皆不易之法也此太阳一经，经腑症形如是，至于传经，详附解。

附解

太阳经，有经症初见，不传本经之腑，而传阳明、少阳。三阳经症同见者，名三阳并病，即以三阳之法治之，如桂枝汤加葛根、柴胡是也。有经症初见，传阳明而不传少阳者，名二阳为病，即以二阳之法治之，如桂枝加葛根汤是也。又有三阳经症同见，而见太阴之腹满、自利，即于三阳表药中合理中之法治之。有经症初见，转瞬而见少阴之身重、欲寐者，肾与膀胱为表里，表病而及里也，当从少阴之法治之，如麻黄附子细辛汤是也。至于当汗而不汗、表里不通、壮热烦躁者，大青龙是也。经症误下遂利者，桂枝加葛根汤是也误下邪陷于内，故加葛根以举之。过汗而至汗不止者，桂枝加附子汤是也。下后而致脉促、胸满者，桂枝去芍药汤是也。仲景之法，总在活法圆通，并无死法，方方皆有妙义，轻重大有经权，学者先将六经提纲、病情熟记于心，方能见病知源。六经所主气机乃为本，客气所生乃为病，客气往往随主气而化为病，故一经一经，病形不同，虽云“伤寒”二字冠首，因寒在子，故也。

阳明经证解

按：阳明一经，以燥为本阳明之上，燥气主之，故也，太阴为中气脾与胃为表里，阳明为标主外，是本经之标、本、中三气也。有经症，有里症，有腑症，不可不知也。以下承接上太阳经太阳之寒邪未尽，势必传于阳明，则治阳明必兼治太阳。若全不见太阳之经症、腑症病情，独见阳明之经症、腑症，则专治阳明，方为合法。当知寒邪走入燥地，即从燥而化为燥邪，乃气机势时之使然也寒邪化燥，乃本经病机主脑。

经症者何？前额连眼眶胀痛，鼻筑气而流清，发热不恶寒。此际寒邪初入阳明之经，寒气尚有一线未化尽，故还见筑气、流清涕之寒形，渐渐发热，不恶寒“不恶寒”三字，便是寒邪俱化为热也。邪在经尚可解肌，故用葛根汤以解肌，俾邪从肌肉而出阳明主肌肉，故也，此本经浅一层立法也。服此方而邪若解，则病愈。设若不解，有传少阳之经而不传本经之腑；有传本经之腑，而不传少阳之经者出矣便是分途处。若本经经症合少阳之经症，名二阳合病，即以二阳之法治之，如葛根汤合柴胡汤是也。

若本经经症，而传入本经之里，则现口燥心烦，汗出恶热，渴欲饮冷这便是里症情形。此刻全无一点寒形，尽是一团燥热之邪气盘踞胃中，兼之胃乃多气多血之腑，邪热之气，又合胃中之气，二火交煽于中，则邪热炽矣。热甚则血亏，故口燥心烦，热蒸于外，故汗出，内热太甚，则乞救于外之水而欲为之扑灭，故大渴饮冷，仲景用白虎汤以救之，有不使邪热归腑之意，深一层立法也。服此方而若解，则病愈。

设若白虎力轻，未能扑灭其邪热，邪即入腑，便见张目不眠，声音响亮，口臭气粗，身轻恶热，大便闭塞等情，此际邪已归腑。邪至腑中，热已过盛，热盛必将肠胃中之血液灼尽，即肠胃中所存宿谷、糟粕中之津液，亦必灼尽。胃中枯槁，阴气不得上交，所以张目不眠。胃火旺极，故声音响亮，口臭气粗，身轻恶热。肠胃此际，无一毫血液运其糟粕，故大便闭塞。通身上下不啻一盆烈火，若不急为扑灭，顷刻将周身血液灼尽，脏腑有立坏之势也，主以大、小承气汤，苦寒陡进，推荡并行，火邪一灭，正气庶可复生。即有痞、满、实、燥、坚、谵语、狂走等情，皆缘热邪所致，俱当以此法为主，不可因循姑惜，酿成脱症之祸矣阳旺极，而阴必立消。

附解

病缘是伤寒为本，至于用大黄、芒硝、石膏之药，全不见伤寒面目，学者至此，每多茫然莫解，由其不知化机与六经所主耳。万病不出“阴阳”两字，阳极化阴，阴极化阳，自然之理。阴阳分布六经，六经各有所主之气，寒主太阳，燥主阳明，火主少阳，湿主太阴，热主少阴，风主厥阴。须知寒邪至燥也，寒气即化为燥邪，一定不易之理也譬如一团冷物放于热物之中，顷刻冷物亦化为热物；一团热物而放于冷物之中，顷刻热物亦化为冷物。知此化机，便得伤寒一贯之旨，庶可识仲景步步立法之苦心也。他经化机仿此。仲景以“伤寒”二字冠首者，寒居正冬子令，一阳初生，为一岁之首。一年分六气，六气配六经。一岁之气机，可以六日括之，六日之气机，又可以一日尽之。生生化化，循环不已，学者宜知。

少阳经证解

按：少阳一经，以火为本少阳之上，相火主之，故也，厥阴为中气肝与胆为表里，少阳为标主外，是本经之标、本、中三气也。有经症，有腑症，有半表半里症，不可不知也。以下承接阳明经如阳明之邪未罢，势必传于少阳，则治少阳，必兼治阳明。如全不见阳明之经症、腑症，而独见少阳之经、腑症者，则专治少阳，方为合法。

经症者何？头痛在侧，耳聋喜呕，不欲食，胸胁满，往来寒热是也。夫寒邪之客气，每至阳明燥地而化为燥邪，燥邪之客气未尽，遂传入少阳客寒至阳明，从燥而化为燥邪，燥邪入少阳，为病机主脑。盖少阳主枢，有枢转阴阳之道，今因燥邪之客气干之，阻其少阳条达之气机，正邪相击，故两侧头痛作矣耳前后、两侧俱属少阳，胆脉入耳，燥邪干之，清窍闭塞，耳遂骤聋。木原喜乎条达，呕则气动，木气稍泄，病故喜呕；木气不舒，上克脾土，土畏木克，故不欲食。胸胁者，肝胆所主之界限也，肝胆不舒，胀满并作即此便可悟客气之过也。客气详附解。少阳与太阴接壤，系阴阳交界之区，故曰半表半里。邪附于胆，出与阳争则热，入与阴争则寒阳指阳明，阴指太阴，故有寒热往来也。主以柴胡汤，专舒木气，木气得舒，枢机复运，邪自从枢转而出，此本经浅一层立法也。

用药未当，邪不即出，则必入腑，即现口苦、咽干、目眩六字乃本经腑症提纲，此际燥邪入腑，合本经标阳，燥与热合成一家，热甚则胆液泄，故口苦、咽干；肝开窍于目，与胆为表里，表病及里，里热太甚，必伤肝中所藏之血液，故目眩。主以黄芩汤，清其里热，里热一解，邪自灭亡，此本经深一层法也。

所谓半表半里症者何？即其所处之界，分而言之也。邪在三阳，俱以表称；邪在三阴，俱以里论。半表者从阳分少阳与阳明、太阳为一家也，半里者从阴分少阳与太阴接壤，太阴与少阴、厥阴为一家也，故诸书言疟病不离少阳，因其寒热之往来而决之于少阳也表邪之为病，寒热无定候；疟邪之为病，寒热有定候，以此别之。邪在少阳，不能从枢转而出，直趋阳明地界。阳明主燥，故病者发热即热疟也。邪苟不趋阳明，而专趋太阴。太阴主寒，故病者发寒即寒疟也。学者能于寒、热二字，探其轻重，则治疟不难也。

附解

有少阳经症初见，而合三阴为病者，即合三阴之法治之。须知伤寒有传经不传腑，传腑即不传经，更有直中太阴、少阴、厥阴。切切不可拘于“一日太阳，二日阳明”上搜寻。总在这六经提纲病情上体会，即误治变逆，亦可知也。即本经自受之风，自受之寒，自受之热，皆可以辨也。《伤寒》一书，通体就在这“邪正”二字。正气乃六经之本气也，寒为太阳之本气，燥为阳明之本气，火为少阳之本气，湿为太阴之本气，热为少阴之本气，风为厥阴之本气。六经之本气，乃一定不易之气也。六经只受得先天之真气，受不得外来之邪气。邪气即客气也。客气者何？风、寒、暑、湿、燥、火是也。此六客者，天地常有之客也。正气旺者，客气不得而干之；正气弱者，客气即得而入之。六客皆能损人之气血，戕人之性命，故仲景首以寒客立论，先提出六经本气，后指出寒邪之客气。或在三阳，或在三阴；或病于经，或病于腑；或病于卫，或病于营；或随燥化，或随热化，或随湿化，或从火化，或从风化；或邪在表，误下而入内；或邪在里，误汗而变逆。出入变化，往来盛衰，皆客气流行自然之道，实因人身五脏六腑之偏盛致之也。学者务要识得六经本气、病情、提纲，即能明客气之所在，而用药有据，则不惑也。仲景虽未将六客逐位立论，举伤寒一端，而六客俱在也。即外之尸气、瘴气、疫气、四时一切不正之气，亦皆可仿此而推也。

太阴经证解

按：太阴一经，以湿为本太阴之上，湿气主之，故也，阳明为中气胃与脾为表里，太阴为标主外，是本经之标、本、中三气也。有经症，有五饮症，有着痹、行痹症，有阳黄、阴黄症本经恒有之病，不可不知也。以下承接少阳经如少阳之邪未罢，势必传入太阴，则治太阴，必兼治少阳。若全不见少阳之经腑证，则专治太阴，方为合法。

经症者何？腹满而吐，食不下，时腹自痛，自利益甚，手足自温是也。夫太阴主湿而恶湿太阴为阴经，与阳经有别。寒邪由太阳、阳明、少阳，此际寒邪全化为热，并无寒邪之形，即有寒者，皆由太阳误下，而寒陷于内者有之。务要知得少阳火邪传至太阴，即从太阴湿而化为湿邪，为传经病机主脑，少阳之热邪入而附之，即从湿化，湿气太甚，阻滞中脘。邪乘于上，则腹满而吐；邪乘于下，则腹痛自利。四肢禀气于胃，邪犯脾未犯胃，故虽有吐利，而手足尚温也。主以理中汤，直守其中，上下自定，乃握要之道也。若桂枝倍芍药汤，是太阳经症误下，而寒邪陷入太阴之内也三阴症，原不在发汗之例，不应用桂枝。若此方而用桂枝者，仍是复还太阳之表也，须知。

至于五饮症者何？夫饮者，水之别名也，即以一“水”字括之，不必另分名目。名目愈多，旨归即晦，学者更无从下手，故仲景列于太阴。太阴主湿，湿即水也本经是水，复得外来之客水，水盛则土衰，土衰即不能制水，以致寒水泛溢，或流于左，或流于右，或犯心下，或直下趋，或化为痰，种种不一，故有五饮之说焉。经云：“脾无湿不生痰。”即此一语，便得治五饮之提纲也。治法总不外健脾、温中、除湿、行水、燥脾为主，因其势，随其机，而导之利之，即得步步立法之道也。

所谓着痹、行痹者何？夫痹者，不通之谓也。经云："风、寒、湿三气，合而为痹。"风胜为行痹，寒胜为着痹行痹流走作痛，着痹痛在一处，风为阳而主动，风行而寒湿随之，故流走作痛；寒为阴而主静，寒停不行，风湿附之，故痛处有定。风、寒、湿三气闭寒经络，往往从本经中气化为热邪，热盛则阴亏而火旺，湿热熏蒸，结于经隧，往往赤热肿痛，手不可近，法宜清热润燥。若忽突起，不赤不痛，则为溢饮所致，又当温中除湿，不可不知也。

所谓阳黄、阴黄者何？夫黄者，土之色也，今为湿热蒸动，土象外呈，故周身皮肤尽黄。阳者，邪从中化中者，胃也。少阳之热，不从太阴之湿化，而从中化，胃火与湿合，熏蒸而色黄；阴者，邪从湿化。阳主有余，阴主不足。阳者主以茵陈五苓散，阴者主以附子理中汤加茵陈。立法总在湿热、阴阳二字分途，外验看病人之有神无神、脉之有力无力、声之微厉，则二症之盛衰立决矣。

附解

夫人身立命，全赖这一团真气流行于六步耳真气乃人立命之根，先天种子也，如天日之流行，起于子宫。子为一，乃数之首也。六步即三阳经、三阴经也。以六步合而观之，即乾坤两卦也三阳即乾卦，三阴即坤卦。真气初生，行于太阳经；五日而一阳气足五日为一候，又为一元，真气行于阳明经；又五日而二阳气足此际真气渐甚，真气行于少阳经；又五日而三阳气足合之三五得十五日，阳气盈，月亦圆满。月本无光，借日之光以为光，三阳气足，故月亦圆也，此际真气旺极，极则生一阴，真气行于太阴经；五日而真气衰一分，阴气便旺一分也，真气行于少阴经；又五日而真气衰二分，阴气便旺二分也，真气行于厥阴经；又五日而真气衰极，阴气旺极也三阳十五日，三阴十五日，合之共三十日，为一月。一月为一小周天，一岁为一大周天。一日为一小候。古人积日成月，积月成岁，乃不易之至理。一岁之中，上半岁属三阳，下半岁属三阴；一月之内，上半月属三阳，下半月属三阴；一日之内，上半日属三阳，下半日属三阴。一年之气机，即在一月尽之；一月之气机，又可以一日括之。三五而盈，三五而缩，盛衰循环不已，人身气机亦然。阴极复生一阳，真气由盛而衰，由衰而复盛，乃人身一付全龙也人活一口气，即此真气也。

须知天地以日月往来为功用，人身以气血往来为功用气即火也，日也；血即水也，月也。人活天地之气，天道有恒，故不朽；人心无恒，损伤真气，故病故死。惟仲景一人明得阴阳这点真机，指出三阴三阳界限，提纲挈领，开创渡世法门，为群生司命之主。后代注家，专在病形上论三阴三阳，固是，究未领悟气机，指出所以然之故，以致后学无从下手，虽记得三阳三阴，而终莫明其妙也。余故不惮烦，特为指出。

少阴经证解

按：少阴一经，以热为本少阴之上，君火主之，故也，太阳为中气小肠与心为表里，少阴为标主外，是本经之标、本、中三气也。有经症，有协火症，有协水症，不可不知也本经上火下水：上火，即手少阴心；下水，即足少阴肾。以下承接太阴经太阴之客邪未罢，势必传于少阴，则治少阴，必兼治太阴；若全不见太阴症，而专见少阴症，则专治少阴，方为合法。

经症者何？脉微细、但欲寐是也。夫细微、欲寐，少阴之病情悉具，元阳之虚，不交于阴，阴气之弱，不交于阳，可知也。主以麻黄附子细辛汤，令阴阳交而水火合，非发汗之义也世多不识。服此方而病可立解，立法之奇，无过于此。

至于协火而动者何？病人真阳素旺，客邪入而附之，即从阳化而为热。热甚则血液必亏，故病见心烦不眠，肌肤燥熯，小便短而咽中干，法宜养阴以配阳，主以黄连阿胶汤，分解其热，润泽其枯。

若协水而动者何？病人真阳素弱阳弱阴必盛，客邪入于其中，即从阴化。阴气太盛，阳光欲绝，故病见目瞑倦卧、声低息短、少气懒言、身重恶寒、四肢逆冷，法宜回阳，阳旺阴自消，病庶几可愈矣。

附解

凡三阴症，以温补为要。是阴盛阳必衰，故救阳为急。三阳症，以解散清凉为主，是阳盛阴必亏，故救阴为先。然阳中有阴症，阴中有阳症，彼此互和，令人每多不解处，由其未将三阳三阴各有配偶认清，遂把病机辨察不确，六经不啻尘封也。

厥阴经证解

按：厥阴一经，以风为本厥阴之上，风气主之，故也，少阳为中气胆与肝为表里，厥阴为标主外，是本经之标、本、中三气也。有经症，有纯阳症，有纯阴症，有寒热错杂症，不可不知也。以下承接少阴经少阴之客邪未罢，势必传于厥阴，则治厥阴，必兼治少阴；若全不见少阴经症，而独见厥阴，则专治厥阴，方为合法。

经症者何？消渴、气上撞心、心中疼热、饥而不欲食、食则吐蛔、下之利不止是也。夫厥阴之木气，从下起而上合于手厥阴包络，包络主火，风火相合为病。风火相煽，故能消；火盛津枯，故见渴；包络为心之外垣，心包火动，故热气撞心而疼；木气太盛，上凌脾土，土畏木克，故饥而不欲食；蛔虫禀厥阴风木所化，故吐蛔；木既克土，土气大虚，若更下之，故利不止是促其生化之机也。主以当归四逆汤、乌梅丸两方当归四逆汤是经症之主方，乌梅丸是厥阴之总方。方中寒热并行，重在下降，立法大费苦心细玩《长沙歌括》方解，便易明白。

至于纯阳一症，乃客邪从本经之中气所化也少阳主君火，客邪从火化。故见热深厥深，上攻而为喉痹，下攻而便脓血外现张目不眠、口臭气粗之火象，有似阳明腑症形，在上则以黄连、二冬、阿胶、鸡子清，在下则以黄连、二冬、阿胶、鸡子黄治之，此润燥救阴之意也。

若纯阴症者何？原由客邪入厥阴，不从中化而从标化，标为至阴，客邪亦阴，故病见纯阴外现必目瞑倦卧、身重懒言、四肢逆冷、爪甲青黑、腹痛拘急等形，是也。法宜回阳，阳回则阴消，而病可瘳矣。

至若错杂者何？标阴与中同病也外现腹中急痛、吐利厥逆、心中烦热、频索冷饮、饮而即吐者是也，法宜大剂回阳，少加黄连汁同服，寒热互用，是因其错杂，而用药亦错杂也。

附解

六经各有标、本、中三气为主，客邪入于其中，便有从中化为病，有不从中化而从标化为病，有本气为病。故入一经，初见在标，转瞬在中。学者不能细心研究，便不知邪之出入也。余于六经定法，作为贯解，加以附解，不过明其大致，而细蕴处，犹未推明，得此一线之路，便解得三百九十七法之旨也。请细玩陈修园先生《伤寒浅注》，乃可造其精微也。

卷　二

医学一途，至微至精，古人立法立方，皆原探得阴阳盈虚消长、生机化机至理，始开渡世之法门，立不朽之功业，诚非易事也。全碌碌庸愚，何敢即谓知医，敢以管见臆说，为将来告。窃念一元肇始，人身性命乃立，所有五脏六腑、九窍百脉、周身躯壳俱是天地造成，自然之理。但有形之躯壳，皆是一团死机，全赖这一团真气运用于中，而死机遂转成生机。奈人事不济，不无损伤，真气虽存，却借后天水谷之精气而立。经云：无先天而后天不立，无后天而先天亦不生。故先天之本在肾即真阳之寄处，后天之本在脾即水谷之寄处，水谷之精气与先天之真气相依而行，周流上下四旁，真是无微不照者也。盖上下四旁，即三阴三阳六步，其中寓五行之义，各有界限。发病损伤，即有不同，总以阴、阳两字为主。阴盛则阳必衰，阳盛则阴必弱，不易之理也。然阴虚与阳虚，俱有相似处，学者每多不识，以致杀人。全不佞，采取阳虚、阴虚症各数十条作为问答，阴、阳二症判若眉列，以便学者参究，知得立解之意，则不为他症所惑，非有补于医门者哉？

阳虚症门问答

问曰：头面畏寒者，何故？

答曰：头为诸阳之首，阳气独盛，故能耐寒。今不耐寒，是阳虚也。法宜建中汤加附子，温补其阳自愈。

建中汤

桂枝九钱　白芍六钱　甘草六钱，炙　生姜九钱　大枣十二枚　饴糖五钱　附子三钱

用药意解

按：桂枝辛温，能扶心阳。生姜辛散，能散滞机。熟附子大辛大热，足壮先天元阳。合甘草、大枣之甘，辛甘能化阳也。阳气化行，阴邪即灭，气机自然复盛，仍旧能耐寒也。但辛热太过，恐伤阴血，方中芍药苦平，饴糖味甘，合之苦甘能化阴也。此病重在阳不足一面，故辛热之品多，而兼化阴，亦是用药之妙也。此方乃仲景治阳虚之总方也，药味分两，当轻当重，当减当加，得其旨者，可即此一方，而治百十余种阳虚症候，无不立应。

问曰：畏寒与恶风有别否？

答曰：恶风者，见风始恶，非若畏寒者之不见风而亦畏寒也。恶风一症，兼发热、头项强痛、自汗者，仲景列于太阳风伤卫症，主桂枝汤。畏寒一症，兼发热、头项强痛、无汗者，仲景列于太阳寒伤营症，主麻黄汤。若久病之人，无身热、头痛等症，而恶风者，外体虚也卫外之阳不足也。而畏寒者，内气馁也元阳衰于内，而不能充塞也。恶风者可与黄芪建中汤，畏寒者可与附子甘草汤。新病与久病畏寒恶风，有天渊之别，学者务宜知之。

桂枝汤

桂枝九钱　白芍六钱　甘草六钱，炙　生姜九钱　大枣十二枚

麻黄汤

麻黄六钱　桂枝三钱　杏仁二钱　甘草二钱，炙

黄芪建中汤

同上，加黄芪一味

附子甘草汤

附子一两　甘草六钱，炙

用药意解

按：桂枝汤一方，乃协和营卫之剂也。桂枝辛温，能化太阳之气；生姜辛散，能宣一切滞机。桂枝与生姜同气相应，合甘草之甘，能调周身之阳气，故曰辛甘化阳。阳气既化，恐阴不与之俱化，而邪亦未必遽出也，又得芍药之苦平，大枣之甘平，苦与甘合，足以调周身之阴液，故曰苦甘化阴。阴阳合化，协于中和，二气流通，自然无滞机矣。故曰营卫协和，则病愈。仲景更加服粥以助之，一取水谷之精以为汗，一是壮正气而胜邪气也。

按：麻黄汤一方，乃发汗之峻剂也。因寒伤太阳营分，邪在肤表肌腠浅一层，肤表深一层，表气不通，较桂枝症更重，故以麻黄之轻清，大开皮毛为君，皮毛大开，邪有路出；恐不即出，故以杏仁利之，气机得利，邪自不敢久停，复得甘草和中，以助其正；更佐桂枝，从肌腠以达肤表，寒邪得桂枝辛温，势不能不散，遂从肤表达肌腠而出也。仲景不用服粥，恐助麻黄而发汗太过也“发汗”二字，大有深义。汗本血液，固是养营之物，何可使之外出也？不知寒邪遏郁，气机血液不畅，则为病。此际之血液，不能养营，必使之外出，即是除旧布新之义也。病家切不可畏发汗，汗出即是邪出也。医家切不可不发汗，当知有是病即当用是药。总之，认症贵宜清耳。

按：黄芪建中汤一方，乃桂枝汤加饴糖、黄芪耳。夫桂枝汤乃协和营卫之祖方也，复得黄芪能固卫外之气。饴糖一味有补中之能。

若久病恶风之人，皆原中气不足，卫外气疏，今得桂枝汤调和阴阳，黄芪、饴糖卫外守中，而病岂有不愈者乎？

按：附子甘草汤一方，乃先后并补之妙剂也。夫附子辛热，能补先天真阳；甘草味甘，能补后天脾土，土得火生而中气可复附子补先天之火，火旺自能生脾土，故曰“中气可复”。若久病畏寒之人，明系先天真阳不足，不能敌其阴寒之气，故畏寒。今得附子而先天真火复兴，得甘草而后天脾土立旺，何患畏寒之病不去乎？

附：伏火说

世多不识伏火之义，即不达古人用药之妙也。余试为之喻焉：如今之人将火煽红，而不覆之以灰，虽焰，不久即灭；覆之以灰，火得伏，即可久存。古人通造化之微，用一药、立一方，皆有深义。若附子、甘草二物，附子即火也，甘草即土也。古人云：“热不过附子，甜不过甘草。”推其极也，古人以药性之至极，即以补人身立命之至极，二物相需并用，亦寓回阳之义，亦寓先后并补之义，亦寓相生之义，亦寓伏火之义，不可不知。

问曰：头面忽浮肿，色青白，身重欲寐，一闭目觉身飘扬无依者，何故？

答曰：此少阴之真气发于上也。原由君火之弱，不能镇纳群阴，以致阴气上腾，蔽塞太空，而为浮肿，所以面现青黑，阴气太盛，逼出元阳，故闭目觉飘扬无依。此际一点真阳为群阴阻塞，不能归根；若欲归根，必须荡尽群阴，乾刚复振。况身重欲寐，少阴之真面目尽露，法宜潜阳，方用潜阳丹。

潜阳丹

西砂一两姜汁，炒　附子八钱　龟板二钱　甘草五钱

用药意解

按： 潜阳丹一方，乃纳气归肾之法也。夫西砂辛温，能宣中宫一切阴邪，又能纳气归肾。附子辛热，能补坎中真阳，真阳为君火之种，补真火即是壮君火也。况龟板一物，坚硬，得水之精气而生，有通阴助阳之力，世人以利水滋阴目之，悖其功也。佐以甘草补中，有伏火互根之妙，故曰潜阳。

问曰：病将瘥，一切外邪悉退，通身面目浮肿者，何故？

答曰：此中气不足，元气散漫也。夫病人为外邪扰乱，气血大亏，中气未能骤复。今外邪虽去，而下焦之阴气乘中土之虚，而上下四窜，故通身浮肿。虽云君火弱不足以制阴，此症实由脾土虚不能制水，而水气汜溢，可名水肿。一者脾土太弱，不能伏火，火不潜藏，真阳之气外越，亦周身浮肿，可名气肿。总而言之，不必定分何者为气肿、水肿，要知气行一寸，水即行一寸，气行周身，水即行周身，是元气散漫，而阴水亦散漫也。治病者不必见肿治肿，明知其土之弱，不能制水，即大补其土以制水；明知其元阳外越，而土薄不能伏之，即大补其土以伏火。火得伏而气潜藏，气潜藏而水亦归其宅，何致有浮肿之病哉！经云“火无土不潜藏”，真知虚肿之秘诀也。而余更有喻焉：试即蒸笼上气，而以一纸当气之上，顷刻纸即湿也。以此而推，气行则水行，气伏则水伏，可以无疑矣。此症可用理中汤加砂、半、茯苓温补其土，自愈。

理中汤

人参四钱　白术一两　干姜一两　甘草三钱，炙　西砂四钱　半夏四钱　茯苓三钱

用药意解

按： 理中汤一方，乃温中之剂也。以白术为君，大补中宫之土；干姜辛热，能暖中宫之气；半、茯淡燥，有行痰逐水之能；西砂辛温，有纳气归肾之妙。但辛燥太过，恐伤脾中之血，复得人参微寒，足以养液，刚柔相济，阴阳庶几不偏。然甘草与辛药同用，便可化周身之阳气。阳气化行，而阴邪即灭，中州大振，而浮肿立消，自然体健而身安矣。

问曰：眼中常见五彩光华，气喘促者，何故？

答曰：此五脏之精气发于外也。夫目窠乃五脏精华所聚之地，今病人常见五彩光华，则五气之外越可知，而兼气喘，明系阴邪上干清道，元阳将欲从目而脱，诚危候也。法宜收纳阳光，仍返其宅，方用三才封髓丹。

封髓丹

黄柏一两　砂仁七钱　甘草三钱，炙

用药意解

按： 封髓丹一方，乃纳气归肾之法，亦上、中、下并补之方也。夫黄柏味苦入心，禀天冬寒水之气而入肾，色黄而入脾，脾也者，调和水火之枢也，独此一味，三才之义已具。况西砂辛温，能纳五脏之气而归肾，甘草调和上下，又能伏火，真火伏藏，则人身之根蒂永固，故曰封髓。其中更有至妙者，黄柏之苦，合甘草之甘，苦甘能化阴。西砂之辛，合甘草之甘，辛甘能化阳。阴阳合化，交会中宫，则水火既济，而三才之道其在斯矣。此一方不可轻视，余常亲身阅历，能治一切虚火上冲，牙疼、咳嗽、喘促、面肿、喉痹、耳肿、目赤、鼻塞、遗尿、滑精诸症，屡获奇效，实有出人意外，令人不解者。余仔细揣摹，而始知其制方之意重在调和水火也，至平至常，至神至妙，余经试之，愿诸公亦试之。

附：七绝一首

阴云四合日光微，转瞬真龙便欲飞真龙即真火，或上或下，皆能令人病。在上则有牙疼、喘促、耳、面肿诸症，在下则有遗尿、淋、浊、带诸症，学者苟能识得这一点真阳出没，以此方治之，真有百发百中之妙。

识得方名封髓意，何忧大地不春归。

问曰：两目忽肿如桃，头痛如裂，气喘促，面、唇青黑者，何故？

答曰：此先天真火缘肝木而上，暴发欲从目脱也。夫先天之火原寄于肾，病人阴盛已极，一线之元阳即随阴气而上升。水为木母，母病及子，故缘肝木而上，厥阴脉会顶巅，真气附脉络而上行，阳气暴发，故头痛如裂。肝开窍于目，故肿如桃。气喘促者，阴邪上干清道，上下有不相接之势也。面、唇青黑，皆系一团阴气。元阳上脱，已在几希之间。此际若视为阳症，而以清凉发解投之，旦夕即死也。法宜四逆汤以回阳祛阴，可愈。

四逆汤

附子一枚生　干姜一两五钱　甘草二两，炙

用药意解

按：四逆汤一方，乃回阳之主方也。世多畏惧，由其不知仲景立方之意也。夫此方既列于寒入少阴，病见爪甲青黑、腹痛下利、大汗淋漓、身重畏寒、脉微欲绝、四肢逆冷之候，全是一团阴气为病，此际若不以四逆回阳，一线之阳光，即有欲绝之势。仲景于此，专主回阳以祛阴，是的确不易之法。细思此方，既能回阳，则凡世之一切阳虚阴盛为病者皆可服也，何必定要见以上病情，而始放胆用之，未免不知几也。夫知几者，一见是阳虚症，而即以此方在分两轻重上斟酌，预为防之，万不致酿成纯阴无阳之候也。酿成纯阴无阳之候，吾恐立方之意固善，而追之不及，反为庸庸者所怪也。怪者何？怪医生之误用姜、附，而不知用姜、附之不早也。仲景虽未一一指陈，凡属阳虚之人，亦当以此法投之，未为不可。

所可奇者，姜、附、草三味，即能起死回生，实有令人难尽信者。余亦始怪之而终信之，信者何？信仲景之用姜、附而有深义也。考古人云："热不过附子。"可知附子是一团烈火也。凡人一身全赖一团真火，真火欲绝，故病见纯阴。仲景深通造化之微，知附子之力能补先天欲绝之火种，用之以为君。又虑群阴阻塞，不能直入根蒂，故佐以干姜之辛温而散，以为前驱。荡尽阴邪，迎阳归舍，火种复兴，而性命立复，故曰回阳。阳气既回，若无土覆之，光焰易熄，虽生不永，故继以甘草之甘，以缓其正气，缓者即伏之之意也。真火伏藏，命根永固，又得重生也。此方胡可忽视哉？

迩来世风日下，医者不求至理，病家专重人参。医生入门，一见此等纯阴无阳之候，开口以人参回阳，病家却亦深信，全不思仲景为立法之祖，既能回阳，何为不重用之，既不用之，可知非回阳之品也。查人参，性甘微寒，主补五脏，五脏为阴，是补阴之品，非回阳之品也，明甚。千古混淆，实为可慨。

问曰：病人两耳前后忽肿起，皮色微红，中含青色，微微疼，身大热，两颧鲜红，口不渴，舌上青白胎，两尺浮大而空者，何故？

答曰：此先天元阳外越，气机附少阳而上也。夫两耳前后，俱属少阳地界，今忽肿微痛，红色中含青色，兼之两颧色赤，口不渴，而唇舌青白，知非少阳之风火明矣。如系少阳之风火，则必口苦咽干，寒热往来，红肿痛甚，唇舌定不青白。今见青白苔，而阳虚阴盛无疑。身虽大热，无头疼、身痛之外感可据，元阳外越之候的矣。况两尺浮大而空，尺为水脏，水性以下流为顺，故脉以沉细而濡为平。今浮大而空，则知阴气太盛，一线之阳光，附阴气而上腾，有欲竭之势也。此际当以回阳祛阴、收纳真气为要。若不细心斟究，直以清凉解散投之，旦夕即亡。方宜白通汤主之，或潜阳丹亦可，解见上。

白通汤

附子一枚，生　干姜二两　葱白四茎

用药意解

按：白通汤一方，乃回阳之方，亦交水火之方也。夫生附子大热纯阳，补先天之火种；佐干姜以温中焦之土气，而调和上下；葱白一物，能引离中之阴，下交于肾，生附子又能启水中之阳，上交于心。阴阳交媾，而水火互根矣。仲景一生学问，就在这“阴阳”两字，不可偏盛。偏于阳者则阳旺，非辛热所宜；偏于阴者则阴旺，非苦寒所可。偏于阴者，外邪一入，即从阴化为病，阴邪盛则灭阳，故用药宜扶阳；邪从阳化为病，阳邪盛则灭阴，故用药宜扶阴。此论外感从阴从阳之道也，学者苟能于阴阳上探求至理，便可入仲景之门也。

问曰：病人素缘多病，两目忽陷下，昏迷不醒，起则欲绝，脉细微而空者，何故？

答曰：此五脏之真气欲绝，不能上充而下陷，欲从下脱也。夫人身全赖一团真气，真气足则能充满，真气衰则下陷，此气机自然之理。今见昏迷，起则欲绝，脉微，明是真气之衰，不能支持也。法宜峻补其阳，方宜四逆汤以回其阳，阳气复回，而精气自然上充也。方解见上。

问曰：病后忽鼻流清涕不止，忿嚏不休，服一切外感解散药不应而反甚者，何故？

答曰：此非外感之寒邪，乃先天真阳之气不足于上，而不能统摄在上之津液故也。此等病近似寒邪伤肺之症，世医不能分辨，故投解散药不愈而反甚。不知外感之清涕忿嚏，与真气不足之清涕、忿嚏不同。外感之清涕、忿嚏，则必现发烧、头疼、身痛、畏寒、鼻塞之情形。真气不足之清涕忿嚏，绝无丝毫外感之情状。况又服解散药不愈，更为明甚。法宜大补先天之阳，先天之阳足，则心肺之阳自足。心肺之阳足，则上焦之津液，必不致外越也。人身虽云三焦，其实一焦而已。方宜大剂四逆汤，或封髓丹亦可，方解见上。即姜桂汤亦可。

姜桂汤

生姜一两五钱　桂枝一两

用药意解

按：姜桂汤一方，乃扶上阳之方也。夫上焦之阳原属心肺所主，今因一元之气不足于上，而上焦之阴气即旺，阴气过盛，阳气力薄，即不能收束津液。今得生姜之辛温助肺，肺气得助，而肺气复宣，节令可行；兼有桂枝之辛热以扶心阳。心者，气之帅也，心阳得补，而肺气更旺肺居心上如盖，心属火，有火即生炎，炎即气也。肺如盖，当炎之上，炎冲盖底；不能上，即返于下，故曰："肺气下降"，即此理也。肺气既旺，清涕何由得出？要知扶心阳，即是补真火也二火原本一气。嚏本水寒所作肾络通于肺，肾寒，故嚏不休，方中桂枝不独扶心阳，又能化水中之寒气，寒气亦解，而嚏亦无由生。此方功用似专在上，其实亦在下也。学者不可视为寻常，实有至理存焉。

或又曰：扶心阳而肺气更旺，夫心火也，肺金也，补心火，而肺不愈受其克乎？

曰：子不知五行禀二气所生乎！五脏只受得先天之真气，原受不得外来之客气。今所扶者是先天之真气，非外感之客气，既云受克，则肺可以不必居心上也。况此中之旨微，有不可以尽泄者。

问曰：病人两耳心忽痒极欲死者，何故？

答曰：此肾中之阳暴浮也。夫两耳开窍于肾，肾中之火暴发于上，故痒极欲死。

或又曰：肝胆脉亦入耳，肝胆有火，亦可发痒，先生独重肾气，而不言肝胆之火，未免固执。

曰：子言肝胆有火，必不专在耳心，别处亦可看出，必不忽痒极欲死。今来者骤然，故直断之曰肾中之阳暴发也，法宜收纳真气为要。方用封髓丹，解见上。

问曰：病人两唇肿厚，色紫红，身大热，口渴喜热饮，午后畏寒，小便清长，大便溏泄，日二三次，脉无力者，何故？

答曰：此脾胃之阳竭于上也。夫两唇属脾胃，肿而色紫红，近似胃中实火，其实非实火也。实火之形，舌黄而必干燥，口渴必喜饮冷，小便必短，大便必坚，身大热，必不午后畏寒。此则身虽大热，却无外感可据。午后畏寒，明明阴盛阳衰，口渴而喜热饮，中寒之情形悉具。兼之二便自利，又日泄三五次，已知土气不实，况脉复无力，此际应当唇白之候，今不白而反紫红、肿厚，绝无阳症可凭，非阴盛逼出中宫之阳而何？法宜扶中宫之阳，以收纳阳气为主，方宜附子理中汤。

附子理中汤

附子一枚　白术五钱　干姜五钱　人参二钱，炙　甘草三钱，炙

用药意解

按：附子理中汤一方，乃先后并补之方也。仲景之意，原为中土太寒立法，故以姜、术温燥中宫之阳；又恐温燥过盛，而以人参之微寒继之，有刚柔相济之意；甘草调和上下，最能缓中。本方原无附子，后人增入附子而曰附子理中，觉偏重下焦，不可以“理中”名。余谓先后并补之方，因附子之功在先天，理中之功在后天也。此病既是真气欲竭在中宫之界，非附子不能挽欲绝之真阳，非姜、术不足以培中宫之土气，用于此病，实亦妥切。考古人既分三焦，亦有至理，用药亦不得混淆。上焦法天，以心肺立极；中焦法地，以脾胃立极；下焦法水，以肝肾立极。上阳、中阳、下阳，故曰三阳。其实下阳为上、中二阳之根，无下阳，即是无上、中二阳也。下阳本乎先天所生，中阳却又是先天所赖，中阳不运，上下即不相交。故曰：“中也者，天下之大本也。”后天既以中土立极，三焦亦各有专司，分之为上、中、下，合之实为一元也。用药者，须知立极之要，而调之可也。

问曰：满口齿缝流血不止，上下牙齿肿痛，口流清涎不止，下身畏寒，烤火亦不觉热者，何故？

答曰：此肾中之真阳欲绝，不能统肾经之血液也。夫齿乃骨之

余，骨属肾，肾中含一阳，立阴之极，以统乎肾经之血液。肾阳苟足，齿缝何得流血不止？齿牙肿痛，明系阴气上攻，况口流涎不止，畏寒烤火亦不觉热，而真阳之火种，其欲绝也明甚。此症急宜大剂四逆汤，以救欲绝之真火，方可。若谓阴虚火旺，而以滋阴降火之品投之，是速其危也。四逆汤解见上。

问曰：病人口忽极臭，舌微黄而润滑，不思水饮，身重欲寐者，何故？

答曰：此先天真火之精气发泄也。夫臭乃火之气，极臭乃火之极甚也。火甚宜乎津枯，舌宜乎干燥而黄，应思水饮，身必不重，人必不欲寐。今则不然，口虽极臭，无胃火可凭；舌虽微黄，津液不竭，无实火可据。不思水饮，身重欲寐，明系阴盛逼出真火之精气，有脱之之意也。

或又曰：真阳上腾之症颇多，不见口臭，此独极臭，实有不解。

曰：子不观药中之硫黄乎？硫黄秉火之精气所生，气味极臭，药品中秉火气所生者亦多，而何不臭？可知极臭者，火之精气也。此等症乃绝症也，十有九死，法宜收纳真阳，苟能使口臭不作，方有生机。方用潜阳丹治之，解见上。

问曰：病人舌忽不能转动，肢忽不能升举，睡中口流涎不觉者，何故？

答曰：此阴盛而元阳不固不运也。夫人一身关节窍道，全赖真气布护运行。真气健旺，则矫捷自如，出纳有节，焉有舌不能转，肢不能举，睡中流涎不觉者乎？余故直决之曰：阴盛而元阳不固不运也。

或又曰：中风、中痰亦能使人舌不能转，肢不能举，先生独重阳虚阴盛，不能无疑。

曰：子不知中风、中痰之由乎？风由外入，痰因内成，总缘其人素禀阳虚，损伤已极，而外之风邪始得乘其虚隙而入之。阳衰在何处，风邪即中何处，故有中经、中腑、中脏之别。阳虚则中宫健运之力微，中宫之阴气即盛，阴气过盛，而转输失职，水谷之湿气，与内之阴气相聚，而为涎为痰，久久阳微，寒痰上涌，堵塞清道，遂卒倒昏迷，而曰中痰也。

此病可与附子理中汤加砂半，方解见上。中风者，按陈修园《医学三字经》法治之。中痰者，可与姜附茯半汤治之。

姜附茯半汤

生姜二两，取汁　附子一两　茯苓八钱　半夏七钱

用药意解

按：姜附茯半汤一方，乃回阳降逆、行水化痰之方也。夫生姜辛散，宣散壅滞之寒；附子性烈纯阳，可救先天之火种，真火复盛，阴寒之气立消；佐茯苓健脾行水，水者痰之本也，水去而痰自不作；况又得半夏之降逆化痰，痰涎化尽，则向之压于舌本者解矣。清道无滞，则四肢之气机复运，而伸举自不难矣。

问曰：平人忽喉痛甚，上身大热，下身冰冷，人事昏沉者，何故？

答曰：此阴盛而真气上脱，已离乎根，危之甚者也。夫喉痛一症，其在各经邪火所作，必不上热下寒，即来亦不骤。今来则急如奔马，热上寒下，明明一线之阳光，为阴气所逼，已离乎根也。

或又曰：既言平人，何得即谓之阳欲脱乎？

曰：子不知人身所恃以立命者，其惟此阳气乎？阳气无伤，百

病自然不作；阳气若伤，群阴即起。阴气过盛，即能逼出元阳，元阳上奔，即随人身之脏腑经络虚处便发。如经络之虚通于目者，元气即发于目；经络之虚通于耳者，元气即发于耳；经络之虚通于巅者，元气即发于巅，此元阳发泄之机。学者苟能识得一元旨归、六合妙义，则凡一切阳虚之症皆在掌握也。兹虽云平人，其损伤原无人知晓，或因房劳过度，而损肾阳；或因用心太过，而损心阳；或因饮食失节，而损脾阳。然亦有积久而后发者，元气之厚也；有一损而即发者，元气之薄也。余常见有平人日犹相见，而夜即亡者，毋乃元气之薄而元阳之脱乎？医亦尚不知，而况不知医者乎？

此一段已将阳虚合盘托出，学者务宜留心体之可也。方宜潜阳丹主之，解见上。

问曰：咳嗽喘促，自汗，心烦不安，大便欲出，小便不禁，畏寒者，何故？

答曰：此真阳将脱，阴气上干清道也。夫咳嗽喘促一症，原有外感、内伤之别。经云："咳不离肺。"肺主呼吸，为声音之总司，至清至虚之府，原着不得一毫客气。古人以钟喻之，外叩一鸣，内叩一鸣，此内外之分所由来也。外感者，由风、寒、暑、湿、燥、火六气袭肺，阻肺经外出之气机，气机壅塞，呼吸错乱，而咳嗽作，兼发热、头疼、身痛者居多，宜解散为主。解散之妙，看定六经，自然中肯。内伤者，因喜、怒、悲、哀、七情损伤真阳、真阴所作，亦有发热者，却不头疼、身痛，即热亦时作时止。损伤真阳之咳者，阴气必盛，阴盛必上干清道，务要看损于何脏何腑，即在此处求之，用药自有把握。若真阴损伤之咳者，阳气必盛，阳盛亦上干清道，亦看损于何脏何腑，即在所发之处求之，用药自有定见。要知真阳欲脱之咳嗽，满腹全是纯阴，阴气上腾，蔽塞太空，犹如地气之上腾而为云为雾，遂使天日无光，阴霾已极，龙乃飞腾。龙者，即坎中之一阳也。龙奔于上，而下部即寒，下部无阳，即不能统纳前后二阴，故有一咳而大便欲出、小便不禁者，是皆飞龙不潜致之也。世医每每见咳治咳，其亦闻斯语乎？法宜回阳降逆，温中降逆，或纳气归根。方用四逆汤、封髓丹、潜阳丹，解见上。

问曰：胸腹痛甚，面赤如朱，不思茶水，务要重物压定稍安，不则欲死者，何故？

答曰：此元气暴出而与阴争也。夫胸腹痛一症，原有九种，总不出虚、实两字。实症手不可近，虚症喜手揉按，此则欲重物压定而始安，更甚于喜手揉按，非阳气之暴出而何？

或又曰：重物压定而稍安，其理何也？

曰：子不观火之上冲乎，冲之势烈，压之以石，是阻其上冲之气机也。气机得阻，而上冲者不冲。今病人气机上涌，面色已赤如朱，阳与阴有割离之象，故痛甚。重物压之，亦如石之压火也。此病非纳气归根，回阳降逆不可，方用加味附子理中汤，或潜阳丹，解见上。

问曰：病吐清水不止，饮食减，服一切温中补火药不效者，何故？

答曰：此肾气不藏，而肾水汜溢也。夫吐清水一症，胃寒者亦多。今服一切温中补火之品不效，明明非胃寒所作，故知其肾水汜溢也。

或又曰：胃寒与肾水汜溢，有分别否？

曰：胃寒者，关脉必迟，唇口必淡白，食物必喜辛辣热物。肾水汜溢者，两尺必浮滑，唇口必黑红，不思一切食物，口间觉咸味者多。胃寒者，可与理中汤。肾水汜溢者，可与滋肾丸、桂苓术甘汤。

滋肾丸

黄柏一两，炒　知母八钱　安桂三钱

桂苓术甘汤

桂枝八钱　茯苓二两　白术一两　甘草五钱

用药意解

按：滋肾丸一方，乃补水之方，亦纳气归肾之方也。夫知母、黄柏二味，气味苦寒，苦能坚肾，寒能养阴；其至妙者，在于安桂一味，桂本辛温，配黄柏、知母二物，合成坎卦，一阳含于二阴之中，取天一生水之义，取阳为阴根之义，水中有阳，而水自归其宅，故曰滋肾。此病既非胃寒，而曰水汜，虽曰土不制水，亦因龙奔于上，而水气从之。今得安桂扶心之阳，以通坎中之阳，阳气潜藏，何致有吐水之患哉？

或又曰：水既汜溢，而又以知、柏资之，水不愈旺，吐水不愈不休乎？

曰：子不知龙者，水之主也，龙行则雨施，龙藏则雨止。若安桂者，即水中之龙也；知、柏者，即水也。水之放纵，原在龙主之。龙既下行，而水又安得不下行乎？此方非独治此病，凡一切阳不化阴，阴气发腾之症，无不立应。

按：桂苓术甘汤一方，乃化气行水之方也。夫桂枝辛温，能化膀胱之气；茯苓、白术，健脾除湿。化者从皮肤而运行于外，除者从内行以消灭于中，甘草补土，又能制水。此病既水汜于上，虽肾气之发腾，亦由太阳之气化不宣，中土之湿气亦盛。今培其土，土旺自能制水；又化其气，气行又分其水，水分而势孤，便为土所制矣。余故列于此症内。但此方不惟治此症，于一切脾虚水肿，与痰饮咳嗽，更为妥切。

问曰：病后两乳忽肿如盘，皮色如常，微痛，身重喜卧，不思一切饮食者，何故？

答曰：此阴盛而元气发于肝、胃也。夫病后之人，大抵阳气未足，必又重伤其阳，阳衰阴盛，一线之阳光附于肝胃之经络而发泄，故色如常而微痛。况身重喜卧，乃阳衰阴盛之征。乳头属肝，乳盘属胃，故决之在肝胃也。若乳头不肿，病专于胃；乳头独肿，病专于肝。虽两经有分司，而病源终一。知其一元之发泄，治法终不出回阳、纳气、封髓、潜阳诸方。苟以为风寒、气滞所作，定有寒热往来、头疼身痛、红肿痛甚、口渴种种病形，方可与行气、活血、解散诸方治之。此病当与附子理中汤加吴茱萸，方解见上。

问曰：两胁忽肿起一埂，色赤如朱，隐隐作痛，身重，爪甲青黑者，何故？

答曰：此厥阴阴寒太盛，逼出元阳所致也。夫两胁者，肝之部位也，今肿起一埂如朱，隐隐作痛，近似肝经风火抑郁所作，其实不然。若果系肝经风火，则必痛甚，身必不重，爪甲必不青黑。今纯见厥阴阴寒之象，故知其元阳为阴寒逼出也。粗工不识，一见肿起、色赤如朱，鲜不以为风火抑郁所作，而并不于身重、爪甲青黑、不痛处理会，直以清凉解散投之，祸不旋踵。法宜回阳祛阴，方用四逆汤，重加吴茱萸。解见上。

问曰：病人头面四肢瘦甚，少腹大如匏瓜，唇色青滑，不思食物，气短者，何故？

答曰：此阳虚为阴所蔽也。夫四肢禀气于胃，胃阳不足，而阴气蔽之，阳气不能达于四末，故头面肌肉瘦甚；阴气太盛，隔塞于中，而成腹胀，实不啻坚冰之在怀也。身中虽有微阳，亦将为坚冰所灭，安望能消化坚冰哉坚冰喻阴盛也！法宜峻补其阳，阳旺而阴自消，犹日烈而片云无。方用四逆汤，或附子理中汤加砂、半。方解见上。

或又曰：腹胀之病亦多，皆阳虚而阴蔽乎？

曰：子不知人之所以立命者，在活一口气乎？气者，阳也，阳行一寸，阴即行一寸；阳停一刻，阴即停一刻。可知阳者，阴之主也。阳气流通，阴气无滞，自然胀病不作。阳气不足，稍有阻滞，百病丛生，岂独胀病为然乎？他如诸书所称气胀、血胀、风胀、寒胀、湿胀、水胀、皮肤胀，是论其外因也；如脾胀、肾胀、肺胀、肝胀、心胀，是论其内因也。外因者何？或因风寒入里，阻其气机，或因暑湿入里，阻其升降，或因燥热入里，阻其往来，延绵日久，精血停滞。感之浅者，流于皮肤，感之深者，流于腹内，若在手足骨节各部，便成疮疡疔毒。阻在上焦，胸痹可决；阻在中焦，中满症属；阻在下焦，腹满症作。内因者何？或因脾虚日久，而脾气散漫；或因肾虚日久，而肾气涣散；或因肝虚日久，而肝气欲散；或因肺虚日久，而肺气不敛；或因心虚日久，而心气发泄。凡此之类，皆能令人作胀。大抵由外而入者，气机之阻；由内而出者，气机之散也。阻者宜开，调气行血，随机斡运为要；散者宜收，回阳纳气温补为先。然胀与肿有别，胀者从气，按之外实而内空；肿者从血，按之内实而外亦实。治胀者，宜养气、宜补气、宜收气，忌破气、忌耗气、忌行气，尤贵兼养血。治肿者，宜活血、宜行血、宜破血，忌凉血、忌止血、忌敛血，尤须兼行气。学者欲明治胀之要，就在这一“气”字上判虚实可也。

问曰：前后二便不利，三五日亦不觉胀，腹痛，舌青滑，不思饮食者，何故？

答曰：此下焦之阳虚，而不能化下焦之阴也。夫一阳居于二阴之中，为阴之主。二便开阖，全赖这点真阳之气机运转，方能不失其职。今因真气太微，而阴寒遂甚，寒甚则凝，二便所以不利也。况舌青、腹痛、不食，阴寒之实据已具。法宜温补下焦之阳，阳气运行，阴寒之气即消，而病自愈也。方用四逆汤加安桂，解见上。若热结而二便不利者，其人烦躁异常，定见黄白舌苔、喜饮冷水、口臭气粗可凭。学者若知此理，用药自不错误也。

问曰：病人每日交午初即寒战、腹痛欲死、不可明状，至半夜即愈者，何故？

答曰：此阳虚而阴盛，阻其气机也。夫人身一点元阳，从子时起渐渐而盛，至午则渐渐而衰，如日之运行不息。今病人每日交午初而即寒战、腹痛者，午时一阴初生，正阳气初衰之候，又阴气复旺之时。病者之阳不足，复遇阴盛，阴气盛而阻其阳气运行之机，阴阳相攻而腹痛大作，实阳衰太盛，不能敌其群阴，有以致之也。法宜扶阳抑阴，方用附子理中汤加砂、半，方解见上。

问曰：平人觉未有病，惟小便后有精如丝不断，甚则时滴不止者，何故？

答曰：此先天之阳衰，不能束精窍也。夫精窍与尿窍有别，尿窍易启，只要心气下降，即开而溺出。精窍封锁严密，藏于至阴之地，非阳极不开。今平人小便后有精不断者，其人必素禀阳虚，过于房劳，损伤真气，真气日衰，封锁不固，当心火下降，溺窍开而精窍亦与之俱开也。法宜大补元阳、交济心肾为主。方用白通汤，解见上。

问曰：病后两脚浮肿至膝，冷如冰者，何故？

答曰：此下焦之元阳未藏，而阴气未敛也。夫人身上、中、下三部，全是一团真气布护。今上、中俱平，而下部独病。下部属肾，肾通于两脚心涌泉穴，先天之真阳寄焉，故曰“阳者，阴之根也”。阳气充足，则阴气全消，百病不作；阳气散漫，则阴邪立起，浮肿如冰之症即生。古人以阳气喻龙，阴血喻水，水之氾滥与水之归壑，其权操之龙也。龙升则水升，龙降则水降，此二气互根之妙，亦盈虚消长之机关也。学者苟能识得元阳飞潜之道，何患治肿之无方哉？法宜峻补元阳，交通上下。上下相交，水火互根，而浮肿自退矣。方用白通汤主之，解见上。

问曰：少阴病吐利，手足逆冷，烦躁欲死者，以吴茱萸汤主之，其故何也？

答曰：吐则亡阳阳指胃阳，利则亡阴阴指脾阴，中宫之阴阳两亡，阳气不能达于四末，故逆冷。中宫为上下之枢机，上属手少阴君火离也，而戊土寄焉戊土属胃。下属足少阴肾水坎也，而己土寄焉己土属脾。二土居中，一运精液于上而交心，一运精液于下而交肾。今因吐利过盛，二土骤虚，不能运精液而交通上下，故烦躁欲死。盖烦出于心，躁出于肾，仲景所以列于少阴也。使吐利不至烦躁欲死，亦不得以少阴目之。主以吴茱萸汤，其旨微矣。

吴茱萸汤

吴萸一升　人参三两　生姜六两　大枣十二枚

用药意解

按：吴茱萸汤一方，乃温中、降逆、补肝之剂也。夫吴萸辛温，乃降逆补肝之品，逆气降而吐自不作，即能补中。肝得补而木气畅达，即不侮土，又与生姜之辛温同声相应，合大枣之甘，能调胃阳，复得人参甘寒，功专滋养脾阴。二土得补，皆具生机，转运复行，烦躁自然立止。此方重在补肝降逆以安中，中安而上下自定，握要之法，与理中汤意同而药不同也。理中汤浅一层，病人虽吐利，未至烦躁，故酌重在太阴；此方深一层，病人因吐利而至烦躁欲死，烦属心，躁属肾，故知其为少阴病。总由吐利太甚，中土失职，不能交通上下。其致吐之源，却由肝木凌土而成，故仲景主以吴茱萸汤，温肝降逆以安中，是的确不易之法，亦握要之法也。

问曰：病人牙齿肿痛二三日，忽皮肤大热而内却冷，甚欲厚被覆体，有时外热一退，即不畏寒者，何故？

答曰：此元气外越而不潜藏故也。夫病人牙齿肿痛二三日，并无阳症可凭，已知其阴盛而元气浮也。以后皮肤大热，而内冷甚，明明元气尽越于外，较牙痛更加十倍。有时外热一退即不畏寒者，是阳又潜于内故也。病人若恶寒不甚、发热身疼，即是太阳寒伤营卫之的症。畏寒太甚，而至厚被覆体，外热又甚，即不得以伤寒目之，当以元气外浮为主，用药切不可错误。此症又与上热下寒同，但上、下、内、外稍异耳。病形虽异，总归一元。法宜回阳、交通上下为主。方用白通汤、四逆汤，解见上。若兼头、项、腰、背痛、恶寒，于四逆汤内稍加麻、桂、细辛亦可。医于此地，不可猛浪，务要察透，方可主方，切切留意。

问曰：大病未愈，忽呃逆不止，昏沉者，何故？

答曰：此元气虚极，浊阴之气上干，脾肾欲绝之征也。夫病人大病已久，元气之不足可知。元气之根在肾，培根之本在脾。脾肾欲绝，其气涣散，上干清道，直犯胃口，上下气机有不相接之势，故呃逆不止。人事昏沉，由元气衰极，不能支持。此等病形，阴象全现，非若胃火之呃逆，而饮水亦可暂止。法宜回阳降逆为主，方用吴萸四逆汤，或理中汤加吴萸亦可，解见上。

问曰：病人腰痛，身重，转侧艰难，如有物击，天阴雨则更甚者，何故？

答曰：此肾中之阳不足，而肾中之阴气盛也。夫腰为肾之府，先天之元气寄焉。元气足则肾脏温和，腰痛之疾不作。元气一亏，肾脏之阴气即盛。阴主静，静则寒湿丛生，元气微而不运，气滞不行，故痛作。因房劳过度而损伤元气者，十居其八；因寒邪入腑，阻其流行之机者，十有二三。由房劳过度者，病人两尺必浮空，面色必黑暗枯槁；由感寒而成者，两尺必浮紧有根，兼发热、头痛、身痛者多。凡属“身重，转侧艰难，如有物击，天雨更甚”之人，多系肾阳不足所致，寒湿所致亦同，总在脉色上求之。若阴虚所致，必潮热口干、脉细微、内觉热，逢亢阳更甚。元气亏者，可与潜阳丹；湿气滞者，可与肾着汤；由感寒者，可与麻黄附子细辛汤；肾虚者，可与滋肾丸、封髓丹、潜阳丹。解见上。

肾着汤

白术一两　茯苓六钱　干姜六钱　炙草三钱

麻黄附子细辛汤

麻黄八钱　附子六钱　细辛三钱

用药意解

按：肾着汤一方，乃温中除湿之方也。此方似非治腰痛之方，其实治寒湿腰痛之妙剂也。夫此等腰痛，由于湿成，湿乃脾所主也。因脾湿太甚，流入腰之外府，阻其流行之气机，故痛作。方中用白术为君，不但燥脾去湿，又能利腰脐之气。佐以茯苓之甘淡渗湿，又能化气行水，导水湿之气从膀胱而出。更得干姜之辛温以暖土气，土气暖而湿立消。复得甘草之甘以缓之，而湿邪自化为乌有矣。方中全非治腰之品，专在湿上打算。腰痛之由湿而成者，故可治也。学者切不可见腰治腰，察病之因，寻病之情，此处领略方可。

按：麻黄附子细辛汤一方，乃交阴阳之方，亦温经散寒之方也。夫附子辛热，能助太阳之阳，而内交于少阴。麻黄苦温，细辛辛温，能启少阴之精而外交于太阳，仲景取微发汗以散邪，实以交阴阳也。阴阳相交，邪自立解。若执发汗以论此方，浅识此方也。又曰温经散寒。温经者，温太阳之经；散寒者，散太阳之寒。若此病腰痛，乃由寒邪入太阳之外府，阻其少阴出外之气机，故腰痛作。少阴与太阳为一表一里，表病及里，邪留于阴阳交气之中，故流连不已。今得附子壮太阳之阳，阳旺则寒邪立消。更得麻、细二物，从阴出阳，而寒邪亦与之俱出。阴阳两相鼓荡，故寒邪解而腰痛亦不作矣。

问曰：病人先二三日发吐未愈，遂渐畏寒，又二三日逢未刻即寒冷，冷后即发热、大汗出，至半夜乃已，日日如是，人渐不起，气促，诸医照疟症治之不效者，何故？

答曰：此由吐伤胃阳，胃阳欲亡也。夫病初起即发吐，病根已在于太阴。太阴与胃为表里，里病及表胃为表，主容受；脾为里，主消磨。脾气不运，非因食伤，即因气阻。阻太过甚，则上逆而吐，吐则胃伤，过伤则亡阳，故吐；吐则亡阳，故畏寒；复又大热出汗者，亡阳之征也。逢未而病起，至半夜而病止者，阳衰于午未，而生在子也。人事昏沉，气促渐不起，阳将亡而未亡也。诸医不察受病之根，专在寒热上分辨，故照疟法治之不愈。然疟症有外感、内伤之别，外感者，其人必发热、头痛、身痛；汗、吐、下后，而邪未尽，邪附于少阳，少阳居半表半里之间，邪出与阳争则热阳指阳明，邪入与阴争则寒阴指太阴。寒疟单寒无热、热疟单热无寒，即在此处攸分。亦有因饮食停滞中脘，气机遏郁不行，逢阳则热，逢阴则寒，其人必饱闷、吞酸、嗳腐为据，即食疟。若此病先由发呕吐呕吐有因厥阴之气上干者，有胃欲绝者，渐冷、渐发热、出汗、气促、人沉迷，明明吐伤胃阳，故断之曰胃阳欲亡也。法宜急降逆温中回阳为主。回阳者，非回先天坎中之阳，而专回胃阳者阳本一分而为三也。方用吴茱萸汤，或吴萸四逆汤，或理中汤加吴萸俱可，解见上。

问曰：病人前两月，上牙两边时时作疼，肝脉劲如石，脾脉亦有劲象，但不甚于肝部，后忽左边手足软弱，不能步履，麻木，冷汗出，伸缩尚利，言语、饮食如常者，何故？

答曰：此先天真气已衰，将脱而未脱之候也。近似中风，其实非中风也。夫病人上牙时时作疼，原系真气不藏，上冲所致；肝脾脉劲如石，先天之阳，欲附肝脾而出，暴脱之机关已具；后忽左边软弱，不能步履，麻木，冷汗出者，是先天真气已衰于左，不复充盈；右边伸缩尚利者，后天脾胃之阳尚充，故也。昧者若作风治，更发散以耗其中气，中气立衰，命即不永。此际急宜保护后天，后天健旺，先天尚可复充。法宜先后并补为主，方用附子甘草汤，或加姜、桂、砂、半，缓缓调服，月余可瘳。解见上。

以上数十条，专论阳虚，指出先天真气上浮，反复推明。真气，命根也，火种也，藏于肾中，立水之极，为阴之根，沉潜为顺，上浮为逆。病至真气上浮，五脏六腑之阳气已耗将尽，消灭削剥已至于根也。经云“凡五脏之病，穷必归肾”，即此说也。然真气上浮之病，往往多有与外感阳症同形，人多忽略，不知真气上浮之病大象虽具外感阳症之形，仔细推究，所现定系阴象，绝无阳症之实据可验，学者即在此处留心，不可孟浪。细将上卷辨认阳虚、阴虚秘诀熟记，君、相二火解体贴，则阳虚之病于在上、在中、在下，阴虚之病于在上、在中、在下，皆可按法治之也。阳虚篇内所备建中、理中、潜阳、回阳、封髓、姜桂诸方，皆从仲景四逆汤一方搜出。仲景云“三阳经病者，邪从阳化，阳盛则阴必亏，以存阴为要”，滋阴降火说所由来也；“三阴经病，邪入多从阴化，阴盛则阳必衰，以回阳为先”，益火之源以消阴翳所由起也。大凡阳虚之人，阴气自然必盛，阴气盛必上腾，即现牙疼、龈肿、口疮、舌烂、齿血、喉痛、大小便不利之病，不得妄以滋阴降火之法施之。若妄施之，是助阴以灭阳也，辨察不可不慎。总在这阴象上追求，如舌青、唇青、淡白无神之类是也。千古以来，混淆莫辨，含糊不清，聪明颖悟之人，亦仅得其半而遗其半，金针虽度，若未度也。故仲景一生心法，知之者寡。兹采取数十条，汇成一册，以便后学参究。其中一元妙义，消长机关，明明道破。至于仲景六经主方，乃有一定之至理，变方、加减方乃是随邪之变化而用也。三阳之方，以升散、清、凉、汗、吐、下为准；三阴之方，以温中、收纳、回阳、降逆、封固为要。阴阳界限，大有攸分。以三阳之方治三阳病，虽失不远；以三阳之方治三阴病，则失之远矣。世之业斯道者，书要多读，理要细玩，人命生死，在于反掌之间，此理不明，切切不可妄主方药，糊口事小，获罪事大。苟能细心研究，自问无愧，方可言医。

客疑篇

客有疑而问曰：先生论阳虚数十条，皆曰此本先天一阳所发为病也。夫人以心为主，心，火也、阳也。既曰阳虚，何不着重在上之君火，而专在以下之真火乎?

余曰：大哉斯问也！子不知人身立命，其有本末乎？本者何？就是这水中天。一句了了，奈世罕有窥其蕴者，不得不为之剖晰。尝谓水火相依而行水即血也，阴也；火即气也，阳也，虽是两物，却是一团，有分之不可分，合之不胜合者也。即以一杯沸水为喻沸，热气也，即水中无形之真火，气何常离乎水，水何常离乎气？水离乎气，便是纯阴；人离乎气，即是死鬼。二物合而为一，无一脏不行，无一腑不到，附和相依，周流不已。气无形而寓于血之中，气法乎上，故从阳；血有形而藏于气之内，血法乎下，故从阴。此阴阳、上下之分所由来也。其实何可分也？二气原是均平。二气均平，自然百病不生，人不能使之和平，故有盛衰之别，水盛则火衰，火旺则水弱，此阴症、阳症所由来也。二气大象若分，其实未分，不过彼重此轻，此重彼轻耳。千古以来，惟仲景一人识透一元至理，二气盈虚消息，故病见三阴经者，即投以辛热，是知其阳不足，而阴有余也，故着重在回阳；病见三阳经者，即投以清凉，是知其阴不足，而阳有余也，故着重在存阴。要知先有真火而后有君火，真火为体体，本也，如灶心中之火种子也，君火为用用，末也，即护锅底之火，以腐熟水谷者也，真火存则君火亦存，真火灭则君火亦灭。观仲景于三阴阴极之症，专以四逆汤之附子挽先天欲绝之真火，又以干姜之辛热助之，即能回生起死，何不曰“补木以生火，用药以补心”乎？于三阳阳极之症，专以大承气汤之大黄，以救先天欲亡之真阴，又以芒硝之寒咸助之，即能起死回生，何不曰“补金以生水，用药以滋阴”乎？仲景立法，只在这先天之元阴、元阳上探取盛衰，不专在后天之五行生克上追求。附子、大黄，诚阴阳二症之大柱脚也。

世风日下，稍解一二方，得一二法者，即好医生也。究竟仲景心法，一毫不识，开口即在这五行生克上论盛衰，是知其末而未知其本也。余为活人计，不得不直切言之。余再不言，仲景之道，不几几欲灭乎？

余更有解焉。人身原凭二气充塞上下四旁，真阳或不足于上，真阴之气即盛于上而成病，用药即当扶上之阳以协于和平；真阳或不足于中，真阴之气即盛于中而成病，用药即当扶中之阳以协于和平；真阳或不足于下，真阴之气即盛于下而成病，用药即当扶下之阳以协于和平。此三阳不足，为病之主脑也。阴气或不足于上，阳气即盛于上而成病，用药即当扶上之阴，而使之和平；阴气或不足于中，阳气即盛于中而成病，用药即当扶中之阴，而使之和平；阴气或不足于下，阳气即盛于下而成病，用药即当扶下之阴，而使之和平。此三阴不足，为病之主脑也。二气之不足，无论在于何部，外之风、寒、暑、湿、燥、火六气皆得乘其虚而入之以为病。凡外感之邪，必先犯皮肤。皮肤为外第一层，属太阳太阳为一身之纲领，主皮肤、统营卫故也。次肌肉肌肉属胃，次血脉血脉属心，次筋筋属肝，次骨骨属肾。乃人身之五脏，又分出五气、五行，皆本二气所生，二气贯通上中下，故三焦又为一经，而成六步也。外邪由浅而始深，内伤则不然，七情之扰，重在何处，即伤在何处，随其所伤而调之便了，此论外感、内伤之把握也。学者苟能体会得此篇在手，庶可工于活人，而亦可与言医也。

卷　三

阴虚症门问答

问曰：头脑独发热，心烦热，小便短赤，咽干者，何故？

答曰：此心热移于小肠，小肠热移于肾也。夫肾上通于脑，脑热由肾热也。肾为水脏，统摄前后二阴，前阴即小肠、膀胱，后阴即阳明大肠。肺与大肠为表里，心与小肠为表里。今因心热移于小肠，小肠受热，故便短；小肠血液为热所灼，势必乞救于肾水，热及于肾。肾水为邪火所扰，不能启真水上腾，故咽干；真水不能上交于巅，故脑热。法宜养阴、清热、降火为主，方用导赤散。

导赤散

生地一两　木通五钱　甘草三钱　淡竹叶二钱

用药意解

按：导赤散一方，乃养阴、清热、降火和平之方也。夫生地黄甘寒入肾，凉血而清热，肾热清而脑热自解；木通甘淡，能降心火下行，导热从小便而出，故曰导赤；竹叶甘寒，寒能胜热；甘草味甘，最能缓正，亦能清热。此方行气不伤气，凉血不伤血，中和之剂，服之无伤，功亦最宏，苟能活法圆通，发无不中也。

问曰：两上眼皮红肿痛甚，下眼皮如常，渐渐烦渴饮冷者，何故？

答曰：此元阴不足于胃之上络，胃中之火遂发于上而津液伤也。夫上眼皮属阳明胃，下眼皮属太阴脾。今病在胃而不在脾，故上肿而下不肿，胃火太盛，渐伤津液，故口渴饮冷。然未至饮冷，阴血尚未大伤；若已至饮冷，阳明之腑症悉具。苟谓风、寒之时气所作，必有风、寒之实据可验。此则无故而发，现于阳明地界，故知其元阴不足于胃之上络，胃中之火得以袭之也。法宜灭火救阴为主，方用人参白虎汤。

人参白虎汤

人参五钱，如无人参，即以洋参、沙参代之　石膏八钱　知母六钱　甘草二钱　粳米一撮

古方分两，石膏用至一斤，知母六两，人参三两，甘草二两，米六合。因阳明胃火燎原，盘踞中宫，周身精血，顷刻有灼尽之势，非杯水可救，故施猛剂，取其速灭也。若此病虽属胃火，不得照此例以施之，故改用分两，不失经旨，可也。

用药意解

按：人参白虎汤一方，乃灭火救阴之神剂也。夫病人所现病形，未见阳明之实据，不得妄施；若已现阳明之实据，即当急投。今病人上眼皮红肿痛甚，又见口渴饮冷，明明胃火已盛，津液已伤，此际若不急用人参以扶元阴，石膏以清胃热，知母以滋化源，甘草、粳米以培中气，势必灼尽津液，为害匪轻。此等目疾，不得不用此方。若视此方专为伤寒之阳明症立法，则为固执不通。不知仲景立法，方方皆是活法，凡属阳明之燥热为病者，皆可服也。妙处即在

分两轻重上颠倒。今人过畏石膏不用，往往误事，实由斯道之不明，六经之不讲也。

问曰：两耳前后红肿痛甚、口苦者，何故？

答曰：此元阴不足于少阳之经，少阳经之阳气旺而为病也。夫两耳前后俱属少阳地界，今红、肿、痛甚，少阳之火旺可知。如系风、寒阻滞所作，必现头痛、身痛、寒热往来之候；如内有抑郁所作，必有忧思不解之情；审察内外无据，则元阴之不足无疑。元阴之不足，亦有由生。有因脾胃久伤，而生化太微；有因房劳过度，元阳不足，而转运力微，阴血渐虚，即不能滋荣于木，木燥而木病丛生，此红肿、疼痛、耳聋、口苦、胁痛、筋挛诸症作矣。兹揭出于两耳前后，不言胁痛、筋挛，举一隅也。其中更有至要者，人身上下四旁全凭元阴、元阳二气充塞，元阴不足，无论在于何部，元阳之气即旺于元阴不足之部而成病。元阳不足，亦无论在于何部，元阴之气即旺于元阳不足之部而成病。然二气寓于凡精、凡气之中，凡精气盛，元阴、元阳自盛，凡精气衰，元阴元阳自衰，此二气盈虚消息机关，发病主脑。论二气，论部位，六经自在其中；验外感，察内伤，戕伐之机关自定。知得此理，仲景之心法可通；明澈无疵，调和水火之方有据。此病可与小柴胡汤倍人参、黄芩。

小柴胡汤

人参八钱　柴胡六钱　黄芩七钱　半夏四钱　甘草三钱　大枣四枚　生姜三钱

古方柴胡用至半斤，黄芩三两，人参三两，甘草二两，生姜三两，半夏半升，大枣十二枚，是因寒伤太阳之气，不能从胸出入，逆于胸胁之间，留于少阳地界，少阳居半表半里之间，从表则热，从里则寒，故少阳主寒热往来。今为太阳未解之邪所侵，中枢不运，仲景立小柴胡一法，实以伸少阳之木气，木气伸，而太阳未解之邪，亦可由中枢之转运而外出矣。

用药意解

按：小柴胡汤一方，乃表里两解之方，亦转枢调和之方也。夫此方本为少阳之经气不舒立法，实为太阳之气逆胸胁立法。仲景以治太阳，实以之治少阳，治少阳即以治太阳也，人多不识。余谓凡属少阳经病，皆可服此方，不必定要寒伤太阳之气逆于胸胁，不能外出者可服。若此病红肿，确实已在少阳，无外感，无抑郁，非元阴之不足而何？将古方改用分两，以人参之甘寒为君，扶元阴之不足；柴胡苦平为臣，舒肝木之滞机；佐黄芩之苦，以泻少阳之里热；佐半夏、生姜之辛散，以宣其胁聚之痰水；枣、甘为使，以培中气。然枣、甘之甘，合苦寒之品，可化周身之阴；合辛散之品，可调周身之阳。化阳足以配阴，化阴足以配阳，阴阳合配，邪自无容，故能两解也。然古方重柴胡，功在转其枢，此方倍参、芩，功在养阴以清其热。变化在人，方原无定，总在活活泼泼天机、阴阳轻重处颠倒，不越本经界限，可也。

问曰：鼻尖红肿，上牙龈肿痛，大便不利，烦躁谵语，口渴饮冷者，何故？

答曰：此元阴不足于胃，胃火旺盛，阴血又反伤也。夫元阴之气，若无一脏不足，必无红肿火症之虞，人只知为风邪、火邪所作，而不知元阴之早亏于内也。阴虚则火旺，故火症丛生。今病人所现症形，已具阳明之里症，此刻胃火旺极，阴血衰甚也。须知凡血之内寓元阴，凡气之内寓元阳，病人元阴先不足而火生，火生太烈，更足以伤其凡血。故曰：壮火食气。食气者，食尽元阴之气也。世医以桂、附为壮火，不知桂、附补元阳之衰，阳虚人之要药，非阳旺阴虚之所宜也。此病法宜泻火救阴为主，方用大承气汤主之。

大承气汤

芒硝六钱　大黄五钱　枳实三钱　厚朴八钱

古方厚朴用至半斤，大黄四两，枳实五枚，芒硝五合，是因太阳之邪流入燥地，已经化为热邪，大实、大满、大聚、大便不通、狂叫、腹痛、脉沉实。阳明至此，非清凉、升散可解，惟有下夺一法。仲景故立此方，以为阳明之将坏立法。然未至里实之盛者，亦可改分两以施之，不失本经里症宗旨，可也。

用药意解

按：大承气汤一方，乃起死回生之方，亦泻火救阴之方也。夫病人胃已经实，元阴将亡，已在瞬息之间，苟不急用大黄、芒硝苦寒之品以泻其亢盛之热，枳实、厚朴苦温之味以破其积滞之邪，顷刻元阴灼尽，而命即不生。仲景立法，就在这元阴、元阳上探盛衰，阳盛极者阴必亡，存阴不可不急，故药之分两不得不重。阴盛极者阳必亡，回阳不可不急，故四逆汤之分两亦不得不重。二方皆有起死回生之功，仲景一生学问，阴阳攸分，即在二方见之也。他如一切方法，皆从六气变化而出，六经主气为本，各有提纲界限；六气为客，各有节令不同，不得混视。至于此病，虽具阳明里症，尚未大实之甚，而即以此方改分两治之，不失本经里症治法，分两虽殊，时势亦异，学者苟能细心体会，变化自有定据也。

问曰：两目两眦，赤脉缕缕，痛甚，舌肿厚，小便不利者，何故？

答曰：此元阴不足而少阴火沸也。夫大小眼角属心与小肠，二经之元阴不足，元阳之气便盛而为病，即为客邪，不必定要风寒闭塞而作，才为客气。知得此理，便得二气盈虚消息主客之道。况目窠乃五脏精华所聚之地，原着不得一毫客气，着一毫客气，则目病丛生。客气二字，外指风、寒、暑、湿、燥、火时气，内指元阴、元阳偏盛所现，与风、寒、暑、湿、燥、火时气不同。从外感来者，必有发热、头痛、清涕、畏寒等情；从内二气发者，必无外形可征。元阴不足为病者，火必旺，即为实邪，多红、肿、痛甚；元阳不足为病者，阴必盛，即为虚邪，多不肿痛。即有肿痛甚者，乃元阳外脱之候，必现阴象以为据。若无阴象可验，便是实火，此认症之要也。目科虽云七十二种，总不出阴、阳、虚、实四字。目科以五脏所属，名为五轮。风轮主肝，黑珠也；血轮主心，两眦也；气轮主肺，白睛也；水轮主肾，瞳子也；肉轮主脾，上下皮也。又分八廓，八廓即乾、坎、艮、震、巽、离、坤、兑是也，其要原不在此，学者务要在二气偏盛上求之，六气上求之，可也。此病两眦与舌肿、小便不利者，心与小肠皆热也。法宜养阴清热为主，方用大剂导赤散，加洋参、黄连主之，解见上。

问曰：咽喉痛，干咳无痰，五心烦热，欲饮冷者，何故？

答曰：此元阴不足，而少阴火旺逼肺也。夫少阴之脉挟咽喉，喉之痛由于火旺，肺之咳由于火逼；无痰者，火盛而津枯；五心烦热者，元阴虚而为邪火灼；欲饮冷者，阴欲阴以救也。法宜清热润燥救阴为主。方用黄连阿胶汤主之。

黄连阿胶汤

黄连四钱　黄芩四钱　芍药二钱　阿胶二钱　鸡子黄二枚

用药意解

按：黄连阿胶汤一方，乃交阴阳之方，实养阴、清热之方也。夫此方本为少阴热化症而为心烦、不得卧者立法。盖心烦者，坎中之精不能上交于心；不得卧者，离中之阴不能下降于肾。方中芩、连、芍药之苦，直清其热，又得鸡子黄以补离中之气，阿胶以补坎中之精，坎离得补，阴阳之气自调，升降不乖，而水火互为其根矣。今病人所现症形，全系元阴亏损，元阳变为客邪所作，故取苦寒柔润之品，以滋其枯涸之区，俾火熄而阴可立复，病可立瘳也。古方分两，立意不同，故所用甚重，今病势稍异，故改用之。

问曰：产妇二三日，偶有小疾，服行瘀破滞之药不效，延至月余，酿成周身肿胀，又服消胀之药，更加乳肿不食，肛门逼胀，痛欲死者，何故？

答曰：此服药不当，酿成血脱之候也。夫产后之人，血暴下注，每多血虚，即有瘀滞、腹痛、乳肿、血晕之症，只宜温中、活血、行气之品，不可大施破血、破滞之味。昧者专以破瘀滞为主，不知气得温而瘀滞自行，血得活而瘀滞自散。此病因误服消导，酿成坏症，独不思产妇血既大虚，全赖扶阳气以生之，今不扶其阳而更耗其阳，阳气既耗，阴血何由得生？瘀滞何由得行？今成血脱，而元气无依，周身散漫，故肿胀丛生。此刻只宜收纳元阳，犹虑不及，尚服见肿消肿之药，更加乳肿、肛门逼胀欲死，其下脱之机已经暴露。法宜峻补其血，血得补而气有所依，气有依而肿胀自然不作。方用当归补血汤，加鹿茸、黑姜、麦芽、甘草、葱、酒。

当归补血汤

当归四钱　黄芪一两　鹿茸三钱　麦芽五钱　黑姜四钱　炙草二钱

甜酒半杯　葱头子四个

用药意解

按：补血汤一方，乃活血行气之方，实补气补血之方也。夫当归味苦入心能补心，心者，生血之源也；黄芪甘温补肺，肺者，正气之宗也。当归得黄芪而血有所附，黄芪得当归而气有所依，即名补血汤亦可，即名补气汤亦可。古人称为补血汤者，取阳生阴长之义。余谓气血双补，欲补气者，当倍当归而轻黄芪，从阴以引阳法也；欲补血者，当倍黄芪而轻当归，从阳以引阴法也。此方倍黄芪，故名补血汤。今产妇病四十余日，既酿成血虚欲脱而未脱之际，忽得补血之品，而血虚可复；又得补气之物，而血有统制；血既有统，而欲下者不下，则肛门逼胀之症可除。加鹿茸者，取纯阳之质，以助真阳之气；佐姜、草者，有温中之功，又有化阴之意；用葱头以降离阴而下交，用甜酒以鼓坎阳而上行，使麦芽从中以消散其壅滞之气血，不寒不燥，故治此病易也。况当归重用，有活血之能；黄芪重用，有行气之妙。前贤往往用于血虚发热之症颇效。余谓血虚气虚，皆可，不必固执。

问曰：病人口臭、色黄，饮冷，呃逆不休，水泻不止，步履如常者，何故？

答曰：此元阴不足，而胃火旺甚也。夫口臭有二：有先天精气发泄者，口虽极臭，而舌滑润微黄，人无神而阴象全现，决不饮冷；胃火旺者，口臭，舌必干黄，口渴饮冷。呃逆者，火之上冲；泻不止者，火之下降；步履如常者，火之助也。法宜下夺为主，方用大承气汤主之，解见上。此条上、中、下三部俱备，学者不必定要全见，而始用此方，活法圆通，人贵于知机耳。

问曰：平人干咳无痰者，何故？

答曰：此元阴不足，而肺燥也。夫肺为金，生水之源也。元阴不足，由于肺燥不能生水，肺燥实由于元阴不足而邪火生，火旺克金，故肺燥。肺气燥，斯干咳作矣。法宜苦甘化阴养血为主，方用甘草干姜汤合当归补血汤，加五味子治之。

甘草干姜汤

炙甘草二两　干姜五钱，炮

用药意解

按：甘草干姜汤一方，乃辛甘化阳之方，亦苦甘化阴之方也。夫干姜辛温，辛与甘合则从阳化，干姜炮黑，其味即苦，苦与甘合则从阴化。仲景以此方治误吐逆烦躁而厥者，取大甘以化热、守中而复阳也。又治吐血，治中寒，取辛甘以化阳。阳，气也，气能统血，阳能胜寒，阳能温中也。又用以治拘急，治筋挛，治肺痿，治肠燥，取苦甘以化阴。阴，血也，血能胜热，血能润燥，血能养筋也。今病人既现干咳无痰，肺气之燥明矣。即以化阴之法合当归补血汤，加五味子治之，俾燥热解而肺气清，肃令行而干咳自不作矣。

问曰：妇女病，忽喜忽笑，言语异常，似颠非颠，似狂非狂者，何故？

答曰：此真水不能上交于心，心热生而神无主也。夫人一身，全赖水、火两字，水、火相依而行，彼此互为其根，火下降则肾脏温，水上升则心脏凉，此阴、阳颠倒之妙也。今病人所现症形，明系真阴不足，不能上交于心，则心热生。心者，神之主也，热甚则神昏，故喜笑、言语异常，而人若颠也。诸书称为热入血室，尚未窥透此理，不知心者，生血之源也；血室者，冲脉之所居也。冲为血海，即有热入，未必即若颠狂也，当以热甚神昏为确。法宜养阴清热、交济阴阳为主，方用栀豉汤主之。

栀豉汤

栀子一两　豆豉二两

用药意解

按：栀豉汤一方，乃坎、离交济之方，非涌吐之方也。夫栀子色赤，味苦性寒，能泻心中邪热，又能导火热之气下交于肾而肾脏温。豆形象肾，制造为豉轻浮，能引水液之气上交于心而心脏凉。一升一降，往来不乖，则心肾交而此症可立瘳矣。仲景以此方治汗、吐、下后虚烦不得眠，心中懊憹者，是取其有既济之功。前贤以此方列于涌吐条，未免不当。独不思仲景既列于汗、吐、下后虚烦之症，犹有复吐之理哉？

问曰：每日早饭后即咳吐黄痰数口，五心潮热，心烦口渴，大热饮冷，六脉细数者，何故？

答曰：此元阴虚极，火旺而津液欲竭也。夫大热、口渴、饮冷，心烦、咳吐黄痰，症象白虎之形，然六脉细数，细为血虚，数为血热，明明血虚生内热，则又非白虎之的症也。医于此际，不可猛浪，务要审确。余细推究病情，伤寒阳明症之烦躁、口渴、饮冷、发热，是从外感得来，脉必长大，定有头疼、身痛、恶寒等情。血虚之大渴、饮冷、烦躁、发热，从内伤得来，或吐血，或久咳，或产后血暴虚，或抑郁损伤心脾，脉必细微，甚则细数，定少头疼、身痛、恶寒等情，切切不可轻用白虎。误用白虎，为害匪轻。法宜峻补真阴为主，方用独参汤，或当归补血汤亦可，解见上。

独参汤人参即以洋参代之

洋参二两

用药意解

按：独参汤一方，乃补阴之第一方也。今人用为补阳、回阳，大悖经旨，由其不知水火立极之妙，药性功用之专。余为活人计，不得不直切言之。夫人身所恃以立命者，惟此水火而已，水火即气血，即阴阳。然阳之根在乎坎，天一生水，一点元阳含于二阴之中是也；阴之根在乎离，地二生火，一点元阴藏于二阳之内是也。水、火互为其根，乾坤颠倒，各有妙用。故经云："善补阳者，于阴中求阳；善补阴者，于阳中求阴。"今人罕明此理，一见阳虚症，用药即着重心，而不知着重肾；一见阴虚症，用药即着重肾，而不知着重心。究其所用药品，阳虚重在人参，阴虚重在熟地。查熟地甘寒补阴，尚不为错；而人参甘寒，近来所出洋参味苦，苦寒之品，皆补阴之品，非补阳之品。故仲景不用参于回阳，而用参于大热亡阴之症以存阴，如人参白虎汤、小柴胡汤之类是也。大凡药品，性具苦、寒、酸、涩、咸味者，功专在阴；具甘、温、辛、淡、辣味者，功专在阳。今人着重在后天坎离之阴阳，而不知着重坎离中立极之阴阳，故用药多错误也。

仲景一生学问，即在这先天立极之元阴、元阳上探求盈虚消长，揭六经之提纲，判阴阳之界限。三阳本乾元一气所分，三阴本坤元一气所化，五脏六腑，皆是虚位；二气流行，方是真机。阴阳盈缩，审于何部，何气所干，何邪所犯。外感由三阳而入内，六客须知；内伤由三阴而发外，七情贵识。用药各用实据，如六经主方是也。然补坎阳之药，以附子为主；补离阴之药，以人参为先；调和上下，权司中土，用药又以甘草为归。此皆立极药品，奈人之不察何！

余细维世之用人参以补心，即为补阳也，不知心虽属阳，外阳而内阴，功用在阴，周身阴血俱从火化得来，故色赤。经云：“心生血。”又曰，“火味苦。”以苦补心，即是补离中之阴也，而非补真阳也。千古以来，用参机关，惟仲景一人知之，而时珍《本草》云“能回元气于无何有之乡”，推斯意也，以为水火互为其根。经云：“阳欲脱者，补阴以留之”，独参汤是也；“阴欲脱者，补阳以挽之”，回阳饮是也。至于阴盛逼阳于外者，用参实以速其阳亡也；阳盛灼阴将尽者，回阳实以速其阴亡也。凡用参以冀回阳，总非至当不易之理，学者宜知。若此症所现，乃阳旺阴虚之甚，正当用参以扶立极之元阴，元阴盛而周身之阴血自盛，血盛而虚者不虚，病者不病矣。

问曰：酒客病，身大热而喘，口渴饮冷，无头疼、身痛、畏寒者，何故？

答曰：此积湿生热，热盛而伤血也。夫嗜酒之人易生湿热症，因酒性刚烈发散，入腹顷刻，酒气便窜于周身皮肤，烈性一过，湿气便留中脘。中土旺者，湿气易去；中气弱者，湿气难消，久久中气更虚，湿气因而成疾，湿气流注四肢，便成痰火手脚。医生一见痰火手足，便照痰火治之，鲜有愈者。以余主治，法宜温中除湿、辛甘化阳之品。若此症由湿聚日久，因而生热，热气逼肺，则喘症生；热伤津液，则口渴作。法宜清热、燥湿、升解为主，方用葛根黄连黄芩汤。

葛根黄连黄芩汤

葛根一两　黄连五钱　黄芩五钱　甘草五钱

古方葛根用至半斤，芩、连、草各二两，因太阳桂枝症误下，邪陷于中土，下利不止，脉促、喘、汗者，内陷之邪，尚欲从肌腠而外出不能出，涌于脉道，则脉促；涌于华盖，则气喘。仲景故用葛根以升腾胃气，鼓邪仍从外出，佐以芩、连之苦，苦以坚之，坚毛窍以止汗，坚肠胃以止泻，又以甘草调中，邪去而正立复，病自不难解矣。今改用分两，借以治酒客之积湿生热，大热而喘者，亦更妙也。

用药意解

按：葛根黄连黄芩汤一方，乃表里两解之方，亦宣通经络、燥湿清热之方也。夫葛根气味甘辛，禀秋金之气，乃阳明胃经主药也。阳明主燥，肌肉属阳明胃，胃热甚故肌肉亦热，胃络上通心肺，热气上涌于肺，故喘，热伤脾中阴血，故渴。今得葛根之升腾，宣通经络之邪热，热因湿积者，热去而湿亦去矣。况得芩、连之苦，苦以清热，苦能燥湿，复得甘草和中以培正气，内外两解，湿热自化为乌有矣。此方功用尚多，学者不可执一。

问曰：老人大便艰涩不出者，何故？

答曰：此血虚甚而不能分润沟渠也。夫年老之人，每多气血两虚，气旺则血自旺，气衰则血自衰。然年老之人，禀赋原有厚薄，不得概谓气血两虚。亦有素禀阳旺者，精神不衰，出言声厉，饮食不减，此等多由火旺阴亏。亦有禀赋太薄，饮食不健，素多疾病，乃生机不旺，运化太微，阴血渐衰，不能泽润肠胃，肠胃枯槁，此真血虚之候。二条乃言老人之禀赋。亦有因外邪入阳经，变为热邪，伏于肠胃而闭结者；亦有阴盛阳微，下焦无阳，不能化阴而闭结者；亦有肺内伏热而闭结者，认症总宜清耳。若老人大便艰涩，无外症者，即是血枯居多，法宜苦甘化阴为主，方用当归补血汤加蜂蜜，或甘草干姜汤，解见上。或麻仁丸。

麻仁丸

麻仁二两　芍药八钱　枳实八钱　大黄一两六钱　厚朴二钱　杏仁一两　白蜜一两

用药意解

按：麻仁丸一方，乃润燥行滞之方，实苦甘化阴之方也。夫人身精血，俱从后天脾胃化生，脾与胃为表里，胃主生化，脾主转输，上下分布，脉络沟渠，咸赖滋焉。今胃为伏热所扰，生化之机不畅，伏热日炽，胃土干燥，渐渐伤及脾阴，脾阴虚甚，津液不行于大肠，肠胃火旺，积粪不行，故生穷约。穷约者，血枯而无润泽，积粪转若羊矢也。故仲景立润肠一法，使沟渠得润，穷约者，自不约也。药用麻仁、杏仁，取多脂之物，以柔润之；取大黄、芍药之苦，以下降之；取厚朴、枳实之苦温，以推荡之；使以白蜜之甘润，与苦合而化阴。阴得化而阳生，血得润而枯荣，肠胃水足，流通自如，推荡并行，其功迅速。此方宜用为丸，缓缓柔润，以治年老血枯，实为至当之法。今改用分两为汤，取其功之速，亦经权之道也。

问曰：男子阳物挺而不收者，何故？

答曰：此元阴将绝，阳孤无匹也。夫阳物之举，乃阳旺也。阳旺极宜生阴，阴生阳自痿，乃阴阳循环不易之理。今出乎至理之外，挺而不收，明明有阳无阴象也。此际法宜救阴，大补先天元阴为主，方用独参汤主之，解见上。或六味地黄汤亦可。

六味地黄汤

熟地一两　枣皮八钱　淮药五钱　茯苓五钱　丹皮六钱　泽泻三钱

用药意解

按：地黄汤一方，乃利水育阴之方也。夫地黄甘寒，滋肾水之不足；二皮酸寒，敛木火之焰光；山药、茯苓，健脾化气行水；泽泻甘寒，补养五脏，又能消湿。此病由水虚而火旺，又加木火助之，故不收。今得地黄补水，又能滋肝，肝主宗筋，乃阳物之根也。宗筋得润，而阳物立痿，佐二皮一敛一泻，火光即灭。又得山、苓、泽泻，健脾化气以行津液，庶几此病易瘳。古人云“补阳以配阴”，乃为阳痿不举注脚，为一切阳虚注脚。“补阴足以配阳”，乃为阳挺不收注脚，为一切阴虚注脚。此条应专以滋阴为是，不应利水，利之似反伤阴，不知用利药于地黄之内，正取其利，以行其润之之力也。学者不可执一，分两与古方不同，改用也。

问曰：病人每日半夜候，两足大热如火至膝，心烦，至午即愈者，何故？

答曰：此血虚阳旺也。夫人身以阴阳两字为主，阳生于子至巳时，属三阳用事，正阳长阴消之时，阴虚不能配阳，阳旺故发热。至午即愈，乃阴长阳消，阳不胜阴，故热退。世人以为午后发热为阴虚，是未识阴阳消长之道也。余治一易姓妇，每日午初，即面赤发热，口渴喜热汤，至半夜即愈。诸医概以补阴不效，余以白通汤一服而愈。此病法宜补阴以配阳为主，方用补血汤，或地黄汤，解见上。

问曰：秋月人忽然腹痛水泻，日数十次，完谷不化，精神不倦者，何故？

答曰：此肺中之元阴不足，肺气燥甚也。夫大便水泻至完谷不化，谁不以为脾胃之败也？不知肺气燥极，亦有此症。肺与大肠为表里，大肠主传送，饮食入胃，不待消化，随燥热之气下降，而直趋大肠，故日泻数十次，腹痛、饮冷、不倦。若果脾败完谷不化，精神之倦极可知，决然病久非暴也。至于水泻一症，有泻出色黄极者，胃火旺也；泻出色白者，下元无火也；泻出色青者，厥阴之寒化也；泻出色如酱汁者，太阴之湿化也；泻出如溏鹜者，脏有寒也；亦有泻出色白如涎者，肺有热也；有泻出淡赤色者，阳不统阴也。以上数症，临症时再察虚实、新久，脉息有神、无神，用药自有据也。此症法宜清燥为主，方用甘桔汤，加二冬、地骨、桑皮、黄芩、杏仁、白蜜治之。

甘桔汤

甘草一两　桔梗八钱　天冬四钱　麦冬四钱　地骨三钱　桑皮三钱　黄芩二钱　杏仁二十粒　白蜜五钱

用药意解

按：甘桔汤一方，乃苦甘化阴之方也。此方仲景用以治少阴之咽痛症，因少阴之火上浮于咽，少阴之络挟咽故也。得甘桔之合化，而少阴得养，故愈。今用以治太阴，取桔梗之苦以开提肺气，而伏热立消；取甘草之甘，大甘足以化热，苦与甘合，又能化阴，化阴足以润肺；又加以二冬、二皮、黄芩、杏仁、白蜜，一派甘寒、苦降之品以助之，而肺燥立止，水泻自不作矣。

问曰：病人干咳，周身皮肤痒者，何故？

答曰：此元阴虚不能润肺，肺燥而不能行津液于皮肤也。夫病人干咳，乃血虚肺燥之验。肺主皮毛，肺气清，则节令行而不乖，脏腑咸赖；肺气燥，则节令失，而津液不行，百病丛生。津液不行于内，则肺痿、脏结、肠燥、痿躄、筋挛、骨蒸等症即起；津液不行于外，则皮毛、肌肤、爪甲枯槁、燥痒之症立作。此条言血虚肺燥，有如是等症，法宜清燥养营为主，方用补血汤合甘草干姜汤，加五味、白蜜治之，解见上。

业斯道者，须知人身气血运用机关，气血之根皆在下，培养在中，发用在上。根即此○也，培养即此◎也，发用即此⊙也。肺主气，即发用之外圈；心主血，即发用之内圈。外圈本乾体所化，内圈本坤体所生，天包乎地，地成乎天，混然一物。地气上腾，指坎中一阳由下而中而上，一呼即起；天气下降，指离中真阴由上而中而下，一吸即入。故曰“呼吸者，阴阳之橐籥也”，呼则气行而血随，吸则血行而气附。呼吸虽判乎阴阳，其实升则二气同升，降则二气同降，升降循环不已，故即上下以判阴阳也。先圣恐人不明，故画卦以明阴阳，乾坤则称为先天，六子乃为后天，今人专在后天论阴阳生克固是，而不在先天论阴阳盛衰，是知其末，而未知其本也。苟有知得阴阳升降之道者，庶可与共学适道矣！

问曰：筋缩不伸者，何故？

答曰：此血虚不能养筋，筋燥故也。夫筋之燥也有由生，虽云水能生木，其实水火之功用在心肺，肺主气，心主血，肺气行于五脏，血亦行于五脏，肺气行于六腑，血亦行于六腑。肺气燥极，则运用衰，津液不润于筋，则筋燥作。筋燥甚，故缩而不伸也。法宜清燥养血为主，方用芍药甘草汤主之，或加二冬、白蜜亦可。

芍药甘草汤

芍药二两　甘草二两，炙

用药意解

按：芍药甘草汤一方，乃苦甘化阴之方也。夫芍药苦平入肝，肝者，阴也；甘草味甘入脾，脾者，土也。苦与甘合，足以调周身之血，周身之血既调，则周身之筋骨得养，筋得血养而燥气平，燥气平则筋舒而自伸矣。然亦不必拘定此方，凡属苦甘、酸甘之品，皆可以化阴。活法圆通之妙，即在此处也，学者须知。

问曰：年老之人多健忘，言语重复者，何故？

答曰：此元阴虚极，而神无主也。夫心生血，神藏于血之中。神者，火也，气也，即坎中一阳，而寓于血之中，气与血相依，故别其名曰心藏神，即此可知鬼神之用也。书曰："鬼神者，二气之良能也。"良能二字，即真阴、真阳之本性也。神禀阳之灵，天体也，位尊，故曰神；鬼禀阴之灵，地体也，位卑，故曰鬼。人之为善，则性从阳，光明气象；人之为恶，则性从阴，黑暗气象。人死而为神，为鬼，即在平日修持上判也。将死之际，善气重者，元神从天门而出，定为神道；恶气重者，元神从地户而入，定为鬼道。若老人气血已衰，精神自然不足，不足故神昏也。然又非热甚神昏之谓也，法宜养血为主，气血双补亦可。方用补血汤、独参汤，或参枣汤亦可。补血、独参二汤，解见上。

参枣汤

洋参一两　枣仁一两　甘草五钱　猪心一个

以上三味为细末，同猪心炖服，或同猪心捣为丸，俱可。

用药意解

按：参枣汤一方，乃苦甘化阴、酸甘敛阴之方也。因元阴虚极，不能养神，神无所主，故时明时昧，犹若残灯将灭，而火光不明，苟能更添其膏，火光自然复明也。今以洋参之甘苦、枣仁之酸敛，以扶其元阴。元阴敛而真气即敛，故曰藏神。又得猪心同气相求，庶几心神明而不昧。复取甘草从中合化，而真血有源源不竭之妙也。此方不独治老年健忘，凡属思虑损伤阴血者，皆可服也。

问曰：大肠脱出数寸，肛门如火，气粗而喘，欲饮冷者，何故？

答曰：此元阴不足于肺，肺火旺而大肠之火亦旺也。夫脱肛一症，原有阳虚、阴虚之别。阳虚之脱肛者，由元气衰极，不能约束也。其人必困倦无神，渴必饮热，阴象全见，法宜温中。阴虚之脱肛者，由于下焦火旺，逼出也。其人精神不衰，渴喜饮冷，热象全见。然此二症多起大泻大痢之后，治者务要认定阴、阳实据，自然获效。此症即阴虚火旺也，火上逼肺，故喘；火下逼肠，故肛出。法宜滋阴泻火，方用大黄黄连泻心汤，或葛根黄连黄芩汤亦可，解见上。

大黄黄连泻心汤

大黄一两　黄连五钱

用药意解

按：大黄黄连泻心汤一方，乃泻火之方也。仲景以此方治“心下痞满，按之濡者”。是因无形之热邪伏于心下，而以此方泻之也。今借以治此症，似亦未切，不知大黄、黄连苦寒，能泻三焦邪热，此病既因热上攻肺而喘症生，热下攻肠，而脱肛作，得大黄、黄连之苦寒泻火。火邪一去，上下自安，亦握要之法也。

问曰：小便便时痛甚，口渴饮冷，其淋症乎？非淋症乎？

答曰：此膀胱之元阴不足，为邪火所灼，乃太阳腑症之甚者也。因邪犯太阳，从太阳之标阳而化为热邪，伏于膀胱，故口渴饮冷而便痛，法宜化气行水，方用五苓散主之。其实近似淋症，淋症亦皆膀胱之症也。前贤有血淋、气淋、沙淋、石淋、劳淋五淋之别，总而言之，不出阴阳两字。有阳衰不能化停滞之精而作者，十有七八。推其源，多起于梦中遗精，忽觉而提其气以留之，不能复位，发泄不畅，当心气下降而便溺，败精欲出而不能出，故小便痛甚，此受病之根也。此病法宜大助元阳，鼓之化之，俾气化行而精气畅。世人一见便痛为火，不敢轻投桂、附，是未识透此中消息也。亦有精停日久，阻滞气机，郁而为热，灼尽膀胱阴血，败精为邪火所熬，故有砂、石之名，总缘火由精停起见。阳虚之人，得此者多，方宜白通汤、三才、潜阳诸方；阴虚之人，火旺太甚，宜滋肾丸、六味丸、五苓散之类，解见上。或附子泻心汤亦可。

五苓散

白术一两　茯苓八钱　猪苓五钱　泽泻五钱　桂枝六钱

附子泻心汤

附子一枚　黄芩五钱　黄连五钱　大黄一两

用药意解

按：五苓散一方，乃化气行水之方也。因寒伤太阳之腑，气化不宣，水道不利而生邪热。热伤津液，不能上升，故渴；气化不行，尿欲出而不即出，故痛。今得二苓、术、泽，专行其水以培中，最妙在桂枝一味，化膀胱气机，气机化行，自然郁热解而寒邪亦解。此方重在化气，不重在去热一面，可知气化行，即是去热也，世多不识。

按：附子泻心汤一方，乃寒热并用之方也。仲景以此方治心下痞，而复恶寒、汗出者，是少阴无形之热，伏于心下而作痞，复见太阳之寒，又见汗出，有亡阳之虑，故用芩、连、大黄以泻少阴无形之伏热，又用附子以固根蒂而追元阳，寒热互用，真立方之妙也。今借以治停精而生热为淋者，用附子以鼓先天之阳，佐苓、连、大黄以泻伏热，是不固之固、不利之利也。方书多用利水清热之品，是治热结一法，而遗化精一法。余意方中再加安桂二三钱，以助附子之力，而又能化气，气化精通，热解邪出，何病淋之患哉？如三才封髓丹加安桂，滋肾丸倍安桂，皆可酌用，切勿专以分利为主也。

问曰：五更后常梦遗精，或一月三五次，甚则七八次者，何故？

答曰：此元阳虚而神不为主也。夫遗精一症，与遗尿有些微之别。尿窍易开，精窍不易启。然二窍之开阖，总属心气下降，轻重、浅深不同耳。然而梦遗之症，诸书所论纷纷，未有实据，以余细揆其理，人身以神为主，神居二气之中，昼则寄于心，夜则寄于肾。遗精之症，戌亥以前者，病在于肾，子时以后者，病在于心，此人神从阴、从阳之道也。人身上下关窍，总在一“神”字统之。神即火也，气也，坎中之真阳也。真阳配真阴，神始有主；真阴配真阳，神始有依。梦遗之病，务审究在上半夜，或下半夜，以定神之所在。病于上半夜者，主阴盛阳衰，阳虚不能统摄精窍，而又兼邪念之心火动之，故作，法宜扶阳为主，如潜阳丹、白通汤、桂枝龙骨牡蛎汤之类是也；病在下半夜者，主阳盛阴衰，阴虚不能配阳，阳气既旺，而又有邪念之心火助之，神昏无主，而不能镇静，故作，法宜扶阴以抑阳，如封髓丹倍黄柏、参枣汤加黄连、补血汤、将军蛋、洋参蛋之类是也。其中受病之根，由于素多淫念，或目之所见而心思，耳之所闻而慕切，念头辗转不断，一片淫情不觉已固结于神之中也。一经熟睡，元神游于梦幻之乡，或有见，或有闻，或有交，邪念一动，心火下流，兼以相火助之，直冲精窍，窍开而精自泄也。

此病而云血虚神无主者，是遗泄在五更后，正阳长阴消之时，故知其血虚也，法宜补阴以配阳，方用参枣汤，解见上。

问曰：平人精神不衰，饮食健旺，常口渴而欲饮冷，小便亦常觉不快，夜夜遗尿者，何故？

答曰：此元阴不足，而下焦有伏热也。世多以遗尿属下元无火，其实不尽然。有真下元无火者，乃阳虚不能统束关窍，其人必精神困倦，饮食减少，有阳虚之实据可凭，法宜收纳元阳，补火为要。此则精神不衰，饮食如常，定是膀胱素有伏热，亦有心移热于小肠，肝移热于脬而遗者，是热动于中，关门不禁也。即在心、肝两部脉息上求之便了。若果心移热而作者，导赤散可用；肝移热于脬而作者，小柴胡倍黄芩亦可医。再审其上半夜与下半夜，以探阴阳消长机关，而按法治之，必不失也。此症直决为膀胱伏热，是因其人精神饮食有余，渴常饮冷，便常不快，是以知之也。法宜滋肾、泻火为主，方用六味地黄汤，加知、柏，解见上。

问曰：两足冷如冰，不能步履，服桂、附、除湿药不效，而更甚者，何故？

答曰：此非阳衰湿侵于下，实血虚肺燥，不能行津液于至下也。夫人身上下全赖二气布护，真阳不足，亦有冷者，服桂、附以助之即愈。脾虚不能转运水湿而作者，服健脾除湿药必效。此则不然，知非阳虚湿盛，乃由血虚肺燥也。肺乃百脉之宗，出治节者也。肺气行，则津液流通贯注，百脉增荣；肺气燥，则津液不行，百脉失养。今两足冷如冰，乃水衰火极之象，人身水居其一，火居其二，火甚则津枯而骨髓失养，其实由肺之燥而津液不充，津液不充，邪火立起。火未甚时，犹觉内热；火既极时，却又作冷。古人云：“阳极生阴，阴极生阳。”病机之颠倒如是，浅见者何能一一周知。此病法宜苦甘化阴润燥为主，方用芍药甘草汤，或六味地黄汤，加二冬、白蜜，或黄连阿胶汤俱可，解见上。

问曰：四肢肌肉皮肤干粗瘦削，奄奄欲绝，常思冷饮，人俱以为痟病也，不知是否？

答曰：此胃有伏热，而食尽脾阴之血液也。夫周身肌肉，统于脾胃，脾气充则肉盈，脾阴足则肉活，周身肌肉红活充盈，乃后天健旺之征。脾与胃为表里，彼此皆不可偏，偏则病作。今病人四肢干枯、饮冷，干枯乃火之象，亦不足之象，饮冷是病之情，亦阴枯乞救之情。以此推求，知其胃有伏热未解，食尽脾阴所致。此等病症，小儿居多，由饮食损伤脾胃，久久元气日落，或食生冷鲜物，停滞于内，邪热丛生，服药未当，渐渐而成者，十居其八。妇女忧郁，损伤肝脾，渐渐而成者亦多。世医一见枯槁，便以痟症目之，而立五痟之名，总非至当。此症法宜甘润养阴为主，方用甘草黑姜汤，加五味，解见上。如因内有积热者，审轻重治之。

问曰：病赤白痢日数十次，腹痛拘急者，何故？

答曰：此元阴不足以致肺燥，复感客燥而移燥于大肠也。诸书俱称赤白为湿热病，以白属湿，以赤属热，照方施治，应效者少。余细维此理，人身以坎离立极，运用机关全在心肺，心属火，化血而居肺下；肺属金，化气而居心上。肺位最尊，气机运转，外充皮肤肌肉，内充筋骨脏腑，有天包乎地之义。肺气一行，心血随之，下而复上，上而复下，循环不已，二气调和，百节无伤。肺气、血气偶乖，诸症蜂起，岂独痢疾为然。查痢疾多生于秋，乃燥金主气之时，复感外来之燥邪，客于肺金，闭塞清道，转输失职，津液不行于大肠，大肠亦生燥热，故曰肺移燥于大肠也。肺气壅则大肠之气壅，而血亦与之俱壅，故痢症作。白者重在气之滞，赤者重在血之涩，赤白相兼，心肺俱受燥也。治痢者当在心、肺二处求之，切勿惑于"夏伤于暑，秋必成痢"。推是说也，以为夏日炎天，暑湿大行，交秋之际，暑湿未尽，胶固大肠，欲出不出而成痢。余谓人之肠胃糟粕，有一二日换一次者，有三五日换一次者，岂尽湿热之胶固大肠耶？以白为湿，湿甚宜泻；以赤为热，热甚宜闭。今则不泻、不闭，而欲出不出，其为肺气之滞，心血之涩也明甚，何得即以湿热蕴酿加之？此说亦近理，但湿热合病亦多，何不成痢？独于秋月乃痢，明明燥邪客于肺。要知白者，气也，火也，亦大肠之精也；赤者，血也，水也，亦大肠之液也。赤色虽似火象，其实周身血液，俱从火化得来，故曰血为阴，又曰血虽阴类，运从阳，指肺气行而血随之也。余谓治痢当着重肺燥为主，虽赤白有浅深之分，其源总归于"燥"之一字，但治其燥，则二脏之气即舒，不治痢而痢自止，不治赤白而赤白自消，握要之法也。舒驰远以痢为四纲，其说亦可从，但未将受病根处明明指出，概谓"白属湿成，赤属血因"，纷纷聚讼，愈出愈奇，总非确论，惟有调气行血一语，略可遵从。法宜清燥救肺为主，方用杏冬二皮白蜜甘桔汤主之。至于似痢非痢，亦不可不辨。痢之为病，腹痛拘急，逼胀异常，欲出不出，出亦无多，日数十次。似痢非痢者，腹虽痛而不甚，便虽逼胀而所出尚多，日三五次，甚七八次，一痛即泻，四时皆有，多得于大病久病之后，乃由中气大衰，大肠失职，肠胃稍有存积，气虚不能载之，故似痢而实非痢也。法宜大健中土，中土气足，自能载之，而不失节也。方用附子理中汤，加吴茱萸、安桂最妙。治痢诸书，皆云调气、行血，余亦立一方，亦可酌用，名大黄木香汤。

杏冬二皮甘桔白蜜汤

杏仁五钱　天冬四钱　麦冬四钱　地骨皮三钱　桑皮五钱　桔梗四钱　甘草三钱　白蜂蜜半杯

大黄木香汤

大黄六钱　木香六钱　当归五钱　苏叶三钱　甘草三钱　白蜜半杯

用药意解

按：杏冬二皮汤一方，乃清燥润肺之方也。因燥邪客肺，肺气壅塞，津液不行于大肠，以致气机滞涩，故取杏仁之苦以降之利之，又佐二冬、二皮、甘、桔、白蜜以开之、润之，俾燥邪去而肺气清，肃令行而气机畅，何痢之有哉?

按：大黄木香汤一方，乃调气行血之方也。大黄同当归、甘草，能泻血分之燥热而化阴，木香、苏叶、白蜜，能调气分之滞而化阳。气血两化，阴阳不偏，自然痢疾不作矣。

问曰：病人每日早饭后心烦，两手、足心痛痒异常，至午初即愈者，何故?

答曰：此元阴不足，心阳气有余也。夫人身上下四旁，莫非二气充塞，二气皆不可偏，偏于阳则阴虚，偏于阴则阳弱。今病人两手心痒、两足心痒，阴虚、阳虚皆有此候，不得概谓血虚。此病而断为阴虚者，见其病之在上半日也。人身就是这一团真气，出阴入阳，出阳入阴。一日之内，上半日属三阳，阳有余，阴即不足，故《易》曰“君子道长，小人道消”；下半日属三阴，阴有余，阳即不足，故《易》曰“小人道长，君子道消”。君子、小人，即阴、阳之谓也。其实推其至极，还是这一团真气，由盛而衰，由衰而盛也，故圣人云“老子其犹龙乎”！反之吾身，不亦有犹龙之老子乎！此病法宜补阴以配阳，方用黄连鸡子阿胶汤，或补血汤，解见上。查阴虚发痒，外形手、足心肉必干枯，起粗白皮；阳虚发痒者，手、足心肉柔润不枯，无白皮干粗色，但痒极而欲重按重压，以此定之，再参看各部气色便了。阳虚宜收纳回阳为主，方用潜阳丹、四逆汤、封髓丹之类，解见阳虚门。

问曰：吐血后，头眩晕不止者，何故？

答曰：此血虚而不能荣于上也。夫头晕一症，有上实下虚者，有上虚下实者，有清阳不升者，有浊阴上干者，有挟虚风者，有挟虚火者，有脏腑偏盛而致者，种种不一，括其旨归，总不出阴阳两字。凡治此病，察其人面白无神，饮食减少，二便自利，困倦欲卧，喜热畏冷，或气短而心悸不宁，或饱闷而腹痛泄泻，或遗尿不禁而自汗频添，脉浮无力而空，诸如此类，都属阳虚，清气不充所作，法宜辛甘扶阳之品，按定上、中、下病情消息以斟酌之便了。察其人精神不衰，舌黄，喜冷，饮食易消，二便短少，或心烦热而咳吐黄痰，或饱食而即刻昏晕，或晕数刻而依旧如常，脉实有力而长，诸如此类，都属阴虚火旺，上干所作，法宜苦甘化阴之品，按定上、中、下病情消息以酌量之便了。此病既由吐血而后眩晕，明明阴血暴虚，不能上荣于巅，血虚亦能风生，故作眩，法宜养血为主。方用补血汤主之，加味随机而施。如外感六淫之气，只作痛，不作眩，学者须知。

问曰：女病血崩后，忽顶巅痛甚者，何故？

答曰：此血虚甚而阳无所附，暴浮于上也。夫气血两字，彼此互为其根，不可稍有缺陷，阳气暴虚，阴血即无所主；阴血暴虚，阳气即无所托。今病人血骤下奔，海底枯涸，龙无水养，飞腾于上，故顶巅痛甚。此际若不细察受病之因，而见痛治痛，则既竭于上之阳，倾刻即灭也。法宜峻补其水，海中有水，龙即能返于渊，此真阴、真阳互根之妙用也。方用补血汤主之，解见上。或补水汤可。

补水汤贫者以沙参易洋参

洋参二两　黄柏一两　白蜜一两

用药意解

按：补水汤一方，乃苦甘化阴之方也。夫洋参色白味苦，苦能补心，心者，生血之源也；黄柏味苦，苦能坚肾，肾者，注水之区也；又得白蜜之甘，能润肺而生金，金者，水之母也。况苦与甘合，足以化阴，阴得化生，而源不竭，龙虽属阳而性喜水，既有其水，则龙潜于渊，太空廓朗，而上下咸安矣，何顶痛之有哉？

以上数十条，专论阴虚，指出“元阴不足”一句，反复推明。要知元阴即血也、水也，真火寓于其中，则为太极，则为气血相依，又为水火互根，又为心藏神。凡血虚之症，所现纯是一派枯槁、憔悴、燥熯，干粗之火形，何也？血中寓火，火旺自然阴亏，阴虚自然火旺，以此推求，便得阴虚之主脑也。三阴与三阳，病形各殊，三阳不足之症，所现纯是阴色，为其阳不足，而阴有余也；三阴不足之症，所现全是阳色，为其阴不足，而阳有余也，此辨认阴虚、阳虚之切法也。

历代以来，著作者数十余家，皆含糊不清，并未将阴阳底蕴明明指出，一味在后天五行生克上论，铺张满纸，究竟人身立极、一元妙义、二气消长机关，全未说透，宗旨不明，源头不澈，故知斯道之精者寡矣。可惜仲景一生心法，无一人道破，定六经之旨归，罕能了了。甚至有著瘟疫，著痢症，自诩专家，欲与仲景并驾，不知立法之祖，定六经早已判乾坤之界限，明六气业已括万病之攸归。六气即是六经之体，外感六气，便是六经之客。三百九十七法，法法神奇；一百一十三方，方方绝妙。全是活活泼泼天机，绝无一毫碍法。

知其妙者，以四逆汤、白通汤、理中、建中诸方，治一切阳虚症候，决不有差；以黄连鸡子阿胶、导赤散、补血、独参诸方，治一切阴虚症候，定不能误。虽然阴虚所备诸方，尤贵圆通，有当柔润以扶阴者，独参、黄连、当归补血之类是也；有当清凉以扶阴者，导赤、人参白虎之类是也；有当苦寒以扶阴者，大小承气、三黄石膏之类是也。此皆救阴、补阴之要诀也。补阳亦然，有当轻清以扶阳者，大、小建中之类是也；有当温养以扶阳者，甘草干姜汤、理中汤之类是也；有当辛温、辛热以扶阳者，四逆、白通之类是也。此皆治阳虚之要诀也。

他如外感六气，按节令，挈提纲，随邪变化，细详六经贯解。须知仲景伤寒之六经，并非专为伤寒说法，而六步之法已经说明。即以太阴一经而论，太阴主湿而恶湿，主湿是本经之气，恶湿即外之客气，湿土旺于长夏，故六月末土旺而湿令大行，人之本气弱者，感外来之湿邪，每多腹痛、吐泻。仲景故立理中汤一法，后贤改用香砂、四君、六君，以调脾土一切诸症，皆是套理中汤一方出来也，又何常不可用哉？千百年来，名贤迭出，立方亦多，而仲景之法，遂晦而不明，不得不宣扬之也。

卷　四

杂问

问曰：吐血一症，其阳虚乎？其阴虚乎？

答曰：吐血一症，其要有三：有阳虚者，有阴虚者，有因外邪阻滞者，不可不知，亦不可不辨也。夫人身不外气血两字，气为阳，天也，夫也；血为阴，地也，妻也。男正位乎外，女正位乎内，阴阳自然之定理，气血相依而行，气法乎上，血法乎下，流通无滞，均平不偏，何吐血之有乎？至于吐血，乃气机之逆也。阳虚之逆血者，缘由阳气衰弱，不能统血，阴气太旺，势必上僭，渐干清道，以致外越，如今之懦弱丈夫，不能约束其妻也。阴虚之逆血者，由于阳气独旺，阳气过旺，势必上冲，冲之过节，血亦因而外越，如今人之丈夫酷烈，而妻不敢安其室也。外邪阻滞之逆血者，或因风寒之邪，阻其升降之气机，而循行经络之血液失其常度，或留胸膈，或停胃口，一触即发，血故外越。如沟渠之水，流行自如，忽从中闸定，上流欲下之水，势必逆行上涌，亦气机自然之理也。

又曰：吐血三要，已得闻矣，敢问三要之症，如何辨认？如何施治？

曰：凡阳虚吐血之人，言语无神，脉息无神，面色无神，气衰力竭，困倦喜卧，不思饮食，咳多清痰，又须审察上、中、下三部，何处病情独见，便可按法治之也。法宜辛甘化阳之品，调其中土，扶其元阳，如甘草干姜汤、理中、建中之类。阴虚吐血之人，言语有神，面色有神，脉息有神，吐虽多不觉其病，咳多胶黏之痰，又贵察其上、中、下三部，何处病形独现，便可识其脏腑之偏，而用药自有据也。法宜苦甘化阴之品，如泻心汤、导赤散、鸡子汤之类。风寒阻滞而吐者，必现发热、头疼、身痛，脉浮或紧，看定提纲，按法治之。法宜升散清凉为主，如桂枝汤、麻黄汤、葛根汤之类。桂、麻、建中、理中、甘草诸方，见阳虚门；泻心、导赤、鸡子诸方，见阴虚门。

葛根汤

葛根四钱　麻黄三钱　甘草二钱　芍药一钱　桂枝二钱　生姜三钱　大枣三枚

古方分两太重，取其直达太阳膀胱之经输，而祛邪早出也。若用以治吐血，务要果真有太阳病，项背几几、无汗恶风，与阳明合病，下利方可，不然未可轻试也。今改用分两，从俗之意，亦当察病轻重，再为酌量。

用药意解

按：葛根汤一方，乃肌表两解之方，亦太阳、阳明合解之方也。夫风寒之邪，一从肌腠而入，则为桂枝汤症，一从肤表而入，则为麻黄汤症，今以桂枝汤加麻黄、葛根，是从肌腠以达肤表，俾邪直出。太阳与阳明接壤，太阳之邪已在经输，逼近阳明，此刻阳明不病亦病也。去太阳之邪，即所以救阳明也。师取葛根，乃三路进剿之法，葛根为阳明之主药，用之以截阳明之路，而邪不敢入，又能鼓胃气上腾，足以助桂、麻发散祛邪之力，是以攻无不胜，战无不克也。吐血门中罕用此方，此方原不治此病，设有因风寒闭塞，以致吐血，兼见项背几几、自汗恶寒者，此方亦未始不可用也。

问曰：大便下血如注，其有要乎？

答曰：下血之症，论因则多，论要则二。二者何？即阴阳两字也，阴阳即气血。夫血固以下行为顺，是顺行其经络之谓，非妄行之谓也。阳虚之人，下血如注，是下焦之阳不足，而不能统摄也；阴虚之人，下血如注，是下焦之阴不足，阴虚则火旺，火旺遂逼血外溢也。阳虚阴虚，察脉察色，与上辨吐血法同。阳虚之下血，宜培中下之阳，方用四逆汤、理中汤，见阳虚门；阴虚之下血，宜培中下之阴，方用泻心汤、六味、补血汤（校者注：即六味地黄汤、当归补血汤），见阴虚门。

或又曰：粪前血、粪后血，何谓也？

曰：粪前血者，循行大肠之血失度也；粪后血者，脾胃之阴失度也。亦不必细分，总在这粪之硬溏，以判肠胃之虚实，又要察其人平日起居，外形之有神无神，而虚实自判也。先血而粪硬者，胃火旺而致也，人参白虎、麻仁丸可用；先血而粪溏者，脾不摄血也，理中、建中可用；粪硬而血后来者，心火旺也，导赤散可用；粪溏而血后来者，心血之虚也，补血汤、参枣汤可医。仲景以先便后血为远血，主以黄土汤；先血后便为近血，主以赤小豆当归散。

黄土汤

地黄八钱　白术一两　附片一两　阿胶八钱　黄芩五钱　甘草八钱　黄土二两

赤小豆当归散

赤小豆三升，即小红豆，非太极豆　当归十两

用药意解

按：黄土汤一方，乃先后并补之方也。夫先便后血，是脾阳之衰，补脾必先助火，故用附子以壮元阳而补脾阳，又以白术、甘草、黄土，专助脾中之气，最妙在地黄、阿胶、黄芩，甘寒苦寒，以滋脾中之阴，水土合德，火土生成，不寒不燥，乃温和之妙方，可使脾阴立复，而无漏血之虞，何忧此病之不除哉！

按：赤小豆当归散一方，乃解毒清热之方也。病人既先血后便，是湿热蕴酿已在大肠，而不在脾胃，大肠血液为热所伤，失其常度。当大便欲出，气机下行，而肠中之血不啻若沟渠之水，得一团土草以赶之，而流行不已也。此方重在赤小豆，以清肠中之湿热，又佐以当归活血行气之品，自然病可立瘳。仲景又立此方于狐惑门，详《金匮要略》。

问曰：小便下血者，何故？

答曰：小便下血，其要有二，有痛、不痛之分。痛则为血淋，照上治淋法治之；不痛则为尿血，多由脾中之阳不能摄脾中之阴血，流注阑门泌清别浊之处，与水谷之湿气，同渗入膀胱，而与尿俱出，故曰尿血。饮食定然减少，人困无神，法宜理中汤加桂元，或甘草干姜汤加五味，以复脾中阴阳，自然尿血不作。若渴喜饮冷、善消食者，则为胃中风火妄动，逼血下行，法宜清胃，如人参白虎汤之类；亦有心移热于小肠，而致血下行者，法宜清心，如导赤散之类；亦有冲任有伏热，逼血而致者，法宜清热，如赤小豆当归散，小柴胡加芩、连之类是也。学者即在上下四旁搜求病情，便可识也。

问曰：反胃之病，起于何因？

答曰：反胃者，胃中之气逆而不下也。有因胃火上冲，阻其下行之机者，法宜下夺，如大、小承气等汤之类是也。有因胃阳不足，中寒顿起，蔽其下行之机者，法宜温中降逆，如理中汤加吴萸、半夏之类是也。有冲任气逆，挟肝气而致食上逆者，法宜疏肝降逆，如大半夏汤、小柴胡汤加吴萸、半夏之类是也。有朝食而暮吐者，下元无火不能熏蒸脾胃也，法宜补火，如吴茱萸汤、吴萸四逆汤之类是也。有食而即吐者，胃气不降，因火上冲也，法宜清胃降逆，如人参白虎重加半夏之类是也。有为胃槁而作，贲门不展者，法宜柔润，如启膈饮之类是也。总而言之，反胃是一个“逆”字，虽十二经皆能致逆，不出阴阳两法，用药之妙，在人变通。

问曰：自汗、盗汗，其由何也？

答曰：自汗、盗汗者，阴阳两虚之候也。其说有二，诸书称“自汗为阳虚，盗汗为阴虚”，总未畅言其旨，余特为解之。夫阳虚自汗者，是卫外之阳不足，而不能统卫外之血液也，大象从☲；盗汗为阴虚，是阴不足，而阴中之火浮于外，血亦随之外出，大象从☵。人身立命，就是这二物。凡人昼起目张，从☲，则真气行于阳分，阴在内而阳在外，阳不足则不能统内之阴，故自汗出；夜卧目瞑，从☵，则真气行于阴分，阴在外而阳在内，阴不足，则真气上浮，而液随之，故盗汗作，此二汗之实据也。自汗者，法宜补阳，如建中加附子汤、芪附汤之类是也；盗汗者，法宜补阴，如参枣汤、补血汤之类是也。亦有阳盛而逼阴于外者，如阳明之白虎症是也；亦有阴盛逼阳于外者，如厥阴之四逆、回阳是也。汗症虽多，不出此列。

问曰：三消症起于何因？

答曰：消症生于厥阴，风木主气，盖以厥阴下木而上火，风火相煽，故生消渴诸症。消者，化之速，如风前之烛，易于化烬。诸书称渴而多饮者为上消，为心包之火挟肝风而上刑于肺，肺金受克，不能资其化源，海枯水涸，不能上升，欲乞外水为援，故渴而多饮，古人用人参白虎汤以救之；心包之火挟肝风而刑于胃，胃中风火相煽，食入犹如转轮，食而易饥，故为中消，以调胃承气汤治之；心包之火挟肝风而搅动海水，肾气不能收摄，遂饮一溲二而为下消，以大剂麦味地黄汤治之。此皆对症之方，法可遵从。更有先天真火浮游于上而成上消，浮游于中而成中消，浮游于下而成下消，即以辨阳虚诀辨之，法宜导龙归海，如潜阳、封髓二丹，或四逆、白通，皆可酌用。

查此病缘因风火为本，厥阴风木在下，厥阴心包在上，风借火势，火借风威，彻上彻下，而消症从此生矣。但治其火，火熄而风亦熄；治其风，风散而火亦亡。推其至极，风即是气，气即是火，以一“火”字统之便了，即以一“风”字括之亦可。“风”字宜活看，一年六气，即是六风，佛家以风轮主持大世界，人之一呼一吸便是风，离风人即死。人活风犹鱼之活水，鱼离水顷刻即死，学者须知。

问曰：吐蛔之症，起于何因？

答曰：吐蛔之症，生于湿热，化于厥阴。盖以厥阴者，生生化化之首也。胎、卵、湿、化四生，形体固属不同，推其旨归，俱从一片春风鼓荡，万物赖以化生。仲景列蛔虫于厥阴，虽道一个“虫”字，隐隐将天地化生万物机关，露其圭角也。要知人即百虫之长，天地包罗万物，人身一小天地，却含天地之至理。故孟子云“万物皆备于我”，岂特化生一虫而已哉！故病有千端，漫云易为窥测，苟能识得阴阳两字，而万变万化之机亦可由此而推也。仲景剖析三阴三阳，配六经以明乾坤之功用，各部发病不同。此症小儿居多，由于过食生冷，损伤脾胃，脾胃受伤，不能传运水谷之湿气，积湿生热，得肝风鼓舞，而蛔虫、食虫遂生矣。故曰蛔虫禀风木之气所化也。仲景立乌梅丸一方以主之。

乌梅丸

乌梅三百枚　细辛六两　干姜十两　黄连一斤　川椒四两　当归四两　桂枝六两　附子六两　人参六两　黄柏六两

用药意解

按：乌梅丸一方，乃寒热互用、补肝燥湿杀虫之方也。夫手厥阴居上主心包，足厥阴居下主肝木，其为病消渴，气上冲心，心中疼热，饥而不欲食，食则吐蛔，下之利不止，此本经手足全体为病提纲。至于虫症，论其一端也。推其生虫之源，由于风木所化，仲景立乌梅丸一方，并非专为虫设，凡属厥阴之为病，皆可服也。然虫多因内有湿热，挟肝木之气而化生，木曰曲直，曲直作酸，酸乃木之味，木性喜酸，木为至阴之脏，一阳在下，其卦象为☳。木气不舒，一阳之气上浮，而与湿热混合，上撞则心疼，侮土则不食，吐蛔尚轻，下利为重。仲景着重乌梅，取大酸之气，以顺木之性；佐以桂、附、辛、姜、川椒，一派辛热之品，导一阳之气下降，又能温中杀虫；复得连、柏泻心包无形之热，更兼燥湿，苦寒药品，惟此二味，能清能燥；继以参、归，滋养脾阴，庶几虫去而中土立复，厥阴之气畅达而无滞机矣。

问曰：癫痫起于何因？

答曰：癫痫二症，缘由先天真阳不运，寒痰阻塞也。夫癫者，神之乱也；痫者，痰之阻也。二症大同小异，癫者言语重复不止，痫者不言不语若痴。按人身立命，无非活一口真气，真气一足，万窍流通，一切阴邪，无从发起，真气一衰，寒湿痰邪顿生，阳虚为痰所扰，则神志不清，顽痰流入心宫，则痫呆并起。古人立“五痫”之名，因其有作羊、犬、猪、牛、马声之情形，以决痫之由来也。以余所论，真气衰为二病之本，痰阻是二病之因，治二症贵宜峻补元阳，元阳鼓动，阴邪痰湿立消，何癫痫之有乎？

问曰：病有关有格，何也？

答曰：关格者，气之有升无降也。前贤云：“上不得入为格，下不得出为关，为中枢不运所致。”又云：“食不得入，是有火也；下不得出，是有寒也。”喻嘉言先生之进退黄连汤，即可用于此病。余谓上不得入，胸有逆也；下不得出，火不降也。人身以气血两字为主，气机运转，百脉流通，关窍开阖有节。今病人气机有升无降，全是一个“逆”字为主。食不得入，未必尽皆是火；下不得出，未必尽皆是寒，务要审察的确。若唇口红活，舌黄喜冷，脉息有神，精神不倦，则是阳旺火逆，以致气之有升无降也，但去其火之逆，则气机自然下降，气机降而下窍自开也。若病人唇、口、面、舌青白无神，则为阴气上干为逆，阴盛则阳衰，即不能化下焦之阴，故下窍闭而不开也。火逆而致者，法宜泻火，以大承气汤主之；阴寒上逆而致者，法宜温中降逆，以吴萸四逆汤主之。

问曰：怔忡起于何因？

答曰：此心阳不足，为阴邪所干也。夫心者，神之主也，心君气足，则百魅潜踪；心君气衰，则群阴并起。今病人心内怔忡，怔忡者，不安之象也。阳虚之人，心阳日亏，易为阴邪所侮，上侮故心不安，觉有忡之者，忡乃自下而上之谓，明明阴邪自下而上为殃，非大补心阳不可，方用桂枝龙骨牡蛎汤，再重加附子。亦有水停心下而作悸者，悸亦心动不安之貌，与怔忡相同，怔忡重在心阳不足，悸则重在水停心下，必有水声为据。水停甚者，心下痛峻，仲景主以十枣汤；悸而不痛，苓桂术甘汤；悸而兼喘咳者，小青龙汤。苓桂术甘汤见阳虚门。

桂枝龙骨牡蛎汤

桂枝一两　白芍六钱　龙骨四钱　牡蛎四钱　甘草二钱　生姜五钱　大枣六枚　附子四钱

十枣汤

芫花二钱　甘遂一钱　大戟一钱　大枣十枚

小青龙汤

麻黄六钱　白芍六钱　细辛六钱　干姜六钱　甘草六钱　桂枝六钱　半夏半升　五味半升

用药意解

按：桂枝龙骨牡蛎汤一方，乃调和阴阳、交通上下之方也。夫此方乃桂枝汤加龙骨、牡蛎耳。桂枝本方，乃调和阴阳之第一方。凡气血不调之人，外感易生，内伤亦易生，仲景立此方内外通治，不专重在发汗一节也。果有外邪伤及太阳营卫，闭其气血外出之机，遏郁而为热为疼，取此方协和阴阳，鼓动运行之机，俾外入者，仍从外出，故一汗而病可立解。若无外邪而用桂枝汤，必不出汗，何也？气机原未闭塞，血液畅流，何汗之有？此方本意，非专为太阳而设，实为阴阳不调而设。要知阴阳调和之人，六邪不侵，七情不损。阳不调之人，必有阳不调之实据，以辨阳虚法辨之；阴不调之人，必有阴不调之实据，以辨阴虚法辨之。阳不调之人，用此方，桂、甘、姜、枣宜重，稍加白芍以敛阴；阴不调之人，芍药、甘、枣宜重以调阴，少加桂以宣阳；阴阳两不足之人，分两平用，彼此不偏。此立法之苦心，亦变通之道，如大、小建中与此方，皆桂枝汤之变局也。识得阴阳至理者，始信余非妄说也。今加龙、牡二物，又加附子，以治怔忡，取龙、牡有情之物，龙禀阳之灵，牡禀阴之灵，二物合而为一，取阴阳互根之意，加附子者，取其助真火以壮君火也。君火壮而阴邪立消，怔忡自然不作矣。此方功用最多，治遗精更妙，世人谓龙、牡涩精，失二物之性，并失立方之意也。

按：十枣汤一方，乃决堤行水第一方也。本方原因风寒伤及太阳之气，太阳主寒水，气机闭塞，水道不利，逆行于上，聚于心下，水火相搏，故作疼，非五苓散可治。盖五苓之功独重在下，此刻非直决其水，为害匪轻，故取芫花、大戟、甘遂三味苦寒辛散之品，功专泻水行痰。又虑行之太烈而伤中。欲用甘草以守中，甘草与甘遂相反，用之恐为害。仲景故不用甘草，而择取与甘草相同而不与甘遂相反者，莫如大枣。大枣味甘，力能补中，用于此方，行水而不伤中，逐水而不损正，立法苦心，真是丝丝入彀之方也。

按：小青龙一方，乃发汗行水之方也。因太阳表邪未解，以致水气不行，聚于心下，为咳，为喘，为悸，是皆水气上逆之咎也。今得麻、桂、细辛，发太阳之表，行少阴之水；干姜、半夏、五味，降上逆之水下行；甘草补土，白芍敛阴，最为妥切。此方重在解表，表解而水自不聚。以“龙”名汤，是取麻黄轻清发汗行水，如龙之得雨水而飞腾变化莫测也，岂果若龙哉？

问曰：妇女另列一科何也？

答曰：男子禀乾之体，女子禀坤之质，乾主施化，坤主生成，以其有胎前、产后、经期之殊耳。余病皆同，惟此三者，动关生死，不可不知，不可不亟讲也。

先以经期言之。经期者何？经者，常也；期者，信也。女子二七而天癸至，经脉始通，经血一月下行一次，以象月之盈而缺，缺而复盈，循环不已。但人之禀赋不齐，盛衰损伤不一，故有先期而血即下行者，气之有余也，气有余便是火，法宜清热。有后期而血始下行者，气之不足也，气不足便是寒，法宜温中。中也者，生化精血之所也，言调经之大主脑也。他如经水来而色淡者，火化不足也，法宜补火；经水来而黑紫块者，火化太过也，法宜清热；经来过多而心烦者，血骤虚也，法宜养血；经来少而腹痛者，气之滞也，法宜调气；经行衍期，淋漓不断者，气衰脾弱，不能统约也，法宜甘温扶阳；经过后而腹空痛者，气血之骤虚也，法宜调和气血。当期过月而不行者，有妊有不妊也。妊者不必治，不妊者经之闭也。闭者宜开，因气而闭者，法宜行气；因寒而闭者，法宜散寒；因热而闭者，法宜清热；因血枯而闭者，法宜补血。病原不一，审其因而治之。

至于带下、崩漏，妇女之大症也，十有八九。带分五色，不出阴阳，照阴阳辨法治之。凡带症之脉，余阅之甚多，往往两寸浮大无力。两关、两尺细微甚者，是阳竭于上，而下元无火也，以温中回阳法治之多效。有两寸大实有力，两关滑而两尺细者，心肺移热于下，脾湿下注也，以除湿、清热法治之甚效。崩症与漏症有别，漏者病之浅也，亦将崩之兆也；崩者势大而来如决堤，漏则势小而淋漓不止。二症俱当照阳虚、阴虚辨法治之，便得有余、不足之机关也。

至于逆经而吐血者，照上吐血条法辨之，治法自在其中矣。

胎前者何？以其夫妇交媾，精血凝聚，二五合一，具生生化化之道，人之性命有始基矣，故曰胎。俗语云：“胎前不宜热。”此语举世信之，而不知非确论也。夫坤厚载物，全赖二气维持，一动一静，阴阳互相化育。元阴化生五脏，合包络则为六也；元阳化生六腑，合之则为十二官也，故曰阳六六，阴六六。阳六六，即乾，为天卦；阴六六，即坤，为地卦。乾坤化生五行，五行不出二气之中，二气不出五行之内，故曰天数五，地数五。婴儿在母腹中，母呼亦呼，母吸亦吸，十月功圆，性与命立，打破一元，坎离立极。未生以前，寒热各别。胎寒不温，胎亦易损；胎热不清，胎亦易堕。以此为准，经旨方畅。前贤有逐月养胎之说，其实在可从、不可从之间。以余细维，阴阳合一，养于坤宫，此刻十二经经血，无时无刻不在，真不啻北辰居所而众星拱之也。其中有恶阻者，胎初凝结，养于坤宫，土气卒然不舒，故生呕吐等情，法宜温中而行脾气。有子喑者，胎气之上逼也，法宜平气。有子满者，气之壅也，法宜破滞行气。有子喑者，胞胎压少阴连舌本之脉络也，法宜升举胎气，如不应，生娩自能言。有子鸣者，因卒伸手取物，母之呼吸，骤不与婴儿接也，法宜掬身片刻以就之。有腹痛、小便点滴不出者，胞胎下压膀胱之腑也，法宜升举。有胎尚漏下血者，审是火逼而下行者，法宜清火；审是元阳不足而不能收束者，法宜补阳。有子肿者，水停而不行也，法宜化气行水。有子嗽者，肺气为胎火所逼也，法宜清胎热。有胎不长者，母之气血不足也，法宜大补气血。有挟食而吞酸者，法宜消食。有因外邪闭塞而大热身痛者，照外感六经法治之。有吐泻交作而胎不安者，法宜温中。有大渴饮冷、谵语、大热、汗出、便闭者，法宜攻下。有身冷汗出，人事昏沉，精神困倦，喜极热汤者，法宜回阳。胎前诸症，略举数端，学者宜留心讨究。

产后者何？以其婴儿下地，周身百脉开张，努力送出，十二经护胎之血，一齐下注，此刻气血两虚，与常不同，用药不可错误。婴儿下地，即有昏晕而人事不省者，血瘀之不下行而反上也，法宜行瘀。有腹硬而痛剧者，血瘀滞而无阳以运化也，法宜温中行滞。有空疼而腹不硬者，气血之骤虚也，法宜大补气血。有冷汗出而昏晕甚者，阳欲脱也，法宜回阳。有大热、大渴而思冷饮者，血虚阳无所附而外越也，法宜峻补其血。有顶巅痛、头如火焚者，血骤虚，阳无所依而暴浮于上也，法宜大补其血。有气喘息高、寒战汗出、身冷者，阴阳不交，阳欲脱也，法宜回阳。有胎未全而即产者，俗名小产，较正产更甚。正产乃瓜熟自落，得阴阳之正，调养贵乎得宜。小产如生果摘下，损伤太甚，一切诸症，治法与正产同，而调养更宜周密。愚夫愚妇，视为寻常，不知保养，而致死亡者，不胜慨叹也。亦有胎儿死腹中而不下者，必有所伤也，法宜下之。病症亦多，何能尽述？举其大纲，不越规矩，学者再为广览。至于方药，《济阴纲目》甚详，亦可参看。

问曰：小儿另列一科，何也？

答曰：小儿初生下地，不能言语，食则母之精血，即有病症，医家全是猜想，并无几个一见便知。未食五谷者，外感尚多，内伤即少；食五谷者，外感、内伤俱有。更有痘、麻，动关生死，所以小儿科之外，又有痘科也。俗云哑科，真是不谬。最可怪者，小儿初生下地，世俗皆用大黄、银花、钩藤、甘草之类，以下胎毒、血粪，余深为不然。凡人皆禀二气所生，有自然之理，小儿初生，犹若瓜果初出土之萌芽，以冷水灌之不可，以热汤灌之亦不可，生机原是自然，换肚换肠亦是自然，何待大黄、银花之类，以摧之毒之？

只要小儿不偏于寒、热两字，即不可妄施药品，以种病根。苟有胎中受热者，小儿必面赤、唇红、气粗、口热，以苦甘一二味投之便了。有胎中受寒者，小儿必面青，唇、口淡白，气微，口冷，以辛甘一二味投之便了。

至于外感一切，务察时令，小儿虽不能言，而发热之有汗、无汗，口热、不热，二便之利、不利，只此数端，亦可以知其病矣。其至要者，太阳主皮肤，统营卫，为第一层，六客中人，必先犯此，学者须知。切勿惑于“小儿稚阳之体，原无伤寒”之说，不知小儿气轻力薄，正易伤寒也。“伤寒”二字，四时皆有，盖所谓伤寒者，伤及太阳地界也。太阳本气主寒，六气从太阳而入内，故皆可以名伤寒也。

其中有称为惊风者，有称为慢脾风者，是皆不经之论也。余为活人计，不得不直切言之。所谓惊风者，因小儿发热、抽掣、角弓反张、项强、摇头、吐舌，有时卒然掣动若惊之状，前人不按经旨，见其惊状，即以惊风名之，而不知是外邪客于太阳之经络也。太阳之经络为外邪蔽束，气机不畅，抑郁为热，热甚则风生，而抽掣、角弓等情所以有也。此际正当用桂、麻二汤，或麻杏石膏等汤，以解太阳之邪，邪气解而风热即不生，何抽掣等症之有乎？市医遵守惊风一语，更立无数名目，以讹传讹，妄拟一派镇惊祛风逐痰之方，小儿屈死于此者，不知几百亿兆矣。况人身皮肤第一层，属太阳主事，岂有外邪入内，而不伤及者乎？业斯道者，何不于此经三致意也！

至于慢脾风者，因小儿素病，调养失宜，饮食不健，自汗、盗汗不觉，呕、吐、泻、利不觉，积之久久，元气日薄，酿成虚极之候，元气虚极，则神无主，不能支持上下四旁，故有战动、发热、汗出不止，似惊之状，其实非惊风也。外验人必无神、面青唇白、困倦目瞑，此刻正当大补元阳，元阳气足，则神安而体泰，何动摇之有乎？若以惊风治之，是速其亡也。前人称曰慢脾，因其来之非骤也。论惊多在三阳，乃有余之疴；论慢脾属三阴，乃不足之候。惊风从外感得来，六气须知，气即风也，“风”字宜活看。慢脾由内伤所积，吐泻汗出，停滞食少，酿久生端。分阴分阳，察之辨之，不可不密，用方用药，补之泻之宜清。此乃活人之业，性命生死攸关之际，学者毋忽视之。

更有痘、麻，动关生死，《幼幼集成》《活幼心法》二书讲说最详，宜阅。以余拙见，和平、有余、不足，三法尽之矣。但痘出于脏，麻出于腑；痘喜温和，麻喜清解。痘本胎毒，藏于命根，初起由太阳真机鼓动，运毒外出，法宜用桂枝汤调和阴阳，以助太阳外出之气机，使无一毫毒邪之滞于内；次归阳明，血水化为脓浆。未出透时，法宜用升麻葛根汤以解肌，而使毒气发透；已出透时，法宜用理中汤以培中气，中气健旺，易于化血为脓，熟透结疤；欲结疤时，法宜用回阳、封髓等方，使这一点真气复还于内。此四法者，乃顺其阴阳气机出入之道，为治痘用药不易之法也。至于和平之痘，二便、饮食如常，微烧而精神不倦，疮根红活，顶润充盈，颗颗分明，粒粒精光，乃和平第一等痘，勿药有喜。最可忧者，有余、不足两症，有偏余于气而不足于血者，如气至而血不至之白泡无红根是也；有偏余于血而不足于气者，如血至而气不至之红泡无脓是也。偏于气而不足于血者，法宜养阴以配阳；偏于血而不足于气者，法宜补阳以配阴。盖有余者气之盈，如暴出、一齐涌出、紫红、顶干、焦枯、便闭、烦躁、饮冷、谵语之类，法宜清火养阴，甚极者宜下。不足者气之缩，如慢出、下陷平塌、色嫩、二便自利、饮热、目瞑、困倦已极之类，法宜补火。火即气，补火一字，人多忽略，一味在后天肺气上用药，而不知在人身立命之火种上用药。故近来痘科，一见下陷不足之症，用药总在这参、芪、鹿茸、归、芍，以为大补气血，究竟致死者多，深为可慨也，由其未得仲景之心法耳。观于仲景之用四逆汤，姜、附、草三味，起死回生，易如反掌，非专补立极之火种，何能如斯之速乎？世医不求至理，以为四逆汤乃伤寒之方，非痘科之方，不知此方正平塌下陷痘症之方，实补火种之第一方也。今人亦有知得此方者，信之不真，认之不定，即用四逆，而又加以参、归、熟地，羁绊附子回阳之力，亦不见效，病家待毙，医生束手，自以为用药无差，不知用药之未当甚矣。麻疹一条，较痘症稍异，麻疹往往兼时气传染而成，为病发热、咳嗽、目如醉人、鼻流清涕，乃将出之候也。太过色紫红，不及则色淡，始终治法，只宜升解清凉发透为主，所有一切变症，总以阴、阳、虚、实四字括之。《幼幼集成》说最妥，兹不赘。

附：不解说

俗传出痘一事，余甚不解，沿古及今，俱称“痘为胎毒，人人俱要出痘，方可无忧，未出痘者，务要借出痘之苗，以引之外出，取其知是出痘，按痘法治之有准，以免用药错误”。此说一开，而婴儿之夭亡者，不啻恒河沙数矣。余深谓不然，人俱要出痘，何以有不放而终身不出者？有放而亦不出者？又何得遽谓人人俱要出痘？即要出痘，亦当听其自然，何必定要用痘以引之哉？窃念人禀二气以立命，风寒、饮食，一切俱要谨慎，惟恐疏虞，以致外邪深入，有戕生命，独于此痘，何不避之，而偏要使之从鼻窍以入内，明明叫出痘，何尝是痘一定要出哉？人之一身，如一穴空地，种麻即麻，种豆即豆，此理之常，但种疮痘一法，仲景尚且不具，而独于六气立法，盖六气即是六经，主一年之事，循环不已，人身二气不调，六邪始能入内为病，故法可立而病可穷，方可定也。今之痘、麻又列一科，以其知得痘、麻之始终，如人之种瓜果，而知其结实时也，法虽可从，而陋习不可不急正也。嗟乎！俗染成风，牢不可破，犹人之愚而甘于愚也。余目见邻里小儿康健嬉嬉，以痘疮之毒苗种之，十数日而即死者，不胜屈指矣。想来不种痘苗，未必即死，虽曰天命，又岂非人事哉！

问曰：外科工专金、疮诸症，其故何也？

答曰：凡一切疮症，皆起于二气不调，气血偏盛，壅滞流行不畅之过，病原从内出外，以其有金疮折骨、化腐生肌一事，稍不同耳。然疮形已具，即当分辨阴阳，不可忽略。阳症，疮色红肿痛甚，高凸发热，口渴心烦，小便短赤，大便闭结，喜冷，用药重在活血行气，养阴清火为主；阴症，疮色不红活，皮色如常，慢起不痛，或微痛，二便自利，精神短少，用药大补元阳为主。大凡疮症，《内经》云“皆属于火”。人身立命，就是这一个“火”字，火即气，气有余便是火，气不足便是寒。气有余之疮，即阳症，必由阻滞而成，用药故要清火养阴、活血行气，方用桂枝汤倍白芍，加麦芽、香附、栀子主之；气不足之疮，即阴症，必由阳不化阴而成，法当大补元阳，方用桂枝汤倍桂，加麦芽、附子、香附主之。此乃调和气血之妙法，原不在芩、连、银花、山甲、大黄之类，专以清火。要知气血壅滞，方得成疮，调气即是行气，调血即是行血。桂枝重在调阳，白芍重在调阴。气有余则阴易亏，故倍芍药加栀子；气不足则阴更盛，而阳愈弱，故倍桂而加附子。学者切勿以此方为伤寒之方，非疮科之方。仲景以此方冠一百一十三方之首，而曰调和阴阳，试问人身阴阳调和，尚可得生病也否？尚可得生疮也否？若刀伤、折骨、跌打、闪挫，另有治法，又有手法，不与内因同治，故曰外科。

问曰：目病皆原内起，何以另列一科也？

答曰：医门一十三科，皆内科之恒事，不独眼科为然也。目病一切，皆从五脏六腑发出，岂有能治内症而不能治眼症者？然目之为病，亦千变万化，有工于此者，取其专于此，而辨症清，用药有据。无奈今之眼科主，有眼科之名，无眼科之实者多矣。目症有云七十二症，有云三百六十种，名目愈多，旨归即晦。今为之总其大纲，括以阴阳两字为主，余不足录。阳症，两目红肿、羞明、眵翳障雾、赤脉贯睛、目泪、痛甚、小便短、大便结、喜冷饮者是也。阴症，两目微红而不羞明，即红丝缕缕、翳雾障生，而不觉痛甚，二便如常，喜饮热汤者是也。务看先从何部发起，即在此处求之便了。部位亦不可不知，上眼皮属胃，下眼皮属脾，白睛属肺，黑睛属肝，瞳子属肾，两眦属心。再审系外感时气传染者，照外感发散、升解、清凉法治之，亦必有发热、头疼、身痛可凭；审是内伤，以致清气不升，浊阴不降而作者，看何部之病情独现，即在此求之，或宜甘温，或宜辛温，或宜收纳，或宜降逆，如法施之，便可尽目之事矣。

切脉约言

切脉一事，前贤无非借寸口动脉，以决人身气血之盛衰耳。盛者气之盈，脉动有力，如洪、大、长、实、浮、紧、数之类，皆为太过，为有余，为火旺，火旺则阴必亏，用药即当平其有余之气，以协于和平。衰者气之缩，如迟、微、沉、细、濡、弱、短、小之类，皆为不及，为不足，为火虚，火虚则水必盛，用药即当助其不足之气，以协于和平。只此两法，为切脉、用药至简至便至当不易之总口诀也。后人未解得“人活一口气”之至理，未明得千万病形，都是这一个“气”字之盛衰为之，一味在后天五行生克上讲究，二十八脉上揣摹，究竟源头这一点气机盈、缩的宗旨，渐为诸脉所掩矣。

三指说

前人于寸口之动脉，以三指按之，分出上、中、下，是将一气分为三气，三气即天、地、水，分而为三，合而为一。又于三部，而分出浮、中、沉，合三三如九之数，亦有至理，法亦可从，不得为错。其意欲借此以穷人身在上、在中、在下之脏腑、经络，以决人之疾病，可按法而治之，实属大费苦心。但理愈多，而旨愈晦，且纷纷聚讼。有云“左，心、小肠、肝、胆、肾；右，肺、大肠、脾、胃、命”；有云“左，心、膻中、肝、胆、肾；右，肺、胸中、脾、胃、命”；有谓“小肠当候于左尺，大肠当候于右尺”；有云“左尺候肾之元阴，右尺候肾之元阳”。互相矛盾，教后人果何遵从？余更不能无疑也。疑者何？疑分配之未当也。后天以子午立极，左寸候心火，左关候肝木，左尺候肾水，是子午对针，不为错，肝布于左，居左关，合法，肺布于右，何不居右关而居右寸？是子午对针，而卯酉不对针也。又可疑者，左尺候肾之元阴，右尺候肾之元阳，查人身二气合一，充塞上下四旁，阴阳打成一片，何尝定要分左右之阴阳乎？既分左为阳，元阳应在左尺候之；右为阴，元阴应在右尺候之。何左右候之不相符也？总而言之，阴阳气机出入之道不明也，千古混淆，不得不急正之。

拙见解

夫人身立命，本乾元一气，落于坤宫，二气合一，化生六子，分布上、中、下，虽有定位，却是死机，全凭这一团真气运行，周流不已。天开于子，人身这一团真气，即从子时发动，自下而中而上，上极复返于下，由上而中而下，循环出入，人之性命赖焉。切脉一事，无非定这一点气盛衰耳。查后贤分配脏腑脉图，与一元真气、出入之机不符，余意当以仲景六经次序排之，方与一元真气出入之机相符。然仲景虽未论脉，而六经流行之气机，即脉也。今人不识一元之义，以两手寸口动脉，将阴阳分作两道看，不知左右固有阴阳之分，其实二气浑为一气，何尝分为二道也？不过真气运行，先从左而后及于右，从右而复及于左。左手属三阳，三阳用事，阳在外，而阴在内，当以立极之☲卦形之；右手属三阴，三阴用事，以阴在上而阳在下，当以立极之☵卦喻之。脉体左手当以浮分取三阳，沉分取三阴；右手当以浮分取三阴，沉分取三阳，庶与气机出阴入阳，出阳入阴之理相合，亦不致将一元分作二道看也。是否有当，高明斧正之。附气机循环图于下。

气机循环图

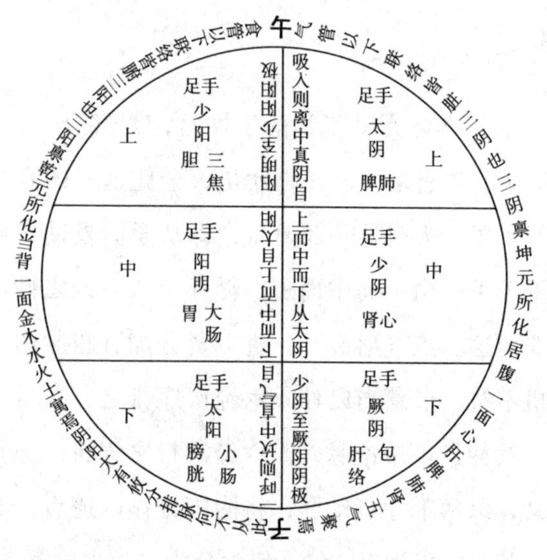

气机循环图

再解古脉说

古来圣圣相传，原不专在切脉一事，其要在望而知之，闻而知之，称为圣、神，为上一等说法也。问而知之，切而知之，称为工、巧，为下一等说法也。然考分配脉图，却不与六经气机相合。若与六经气机相合，则医家治伤寒方有实据，余甚不解何以不如斯也。再三追索，以为心肺居膈膜上，法天，故配之于寸，以为上者上也，胸喉中事也；脾胃居膈膜下，至脐，法地，故配之于中，中也者，上下之枢机也；肝肾居脐下，法水，故配之于下，以为下者下也，少腹、腰、股、膝、胫、足中事也。此是就后天生成之定位言之，理实的确可从，即以仲景六经排之，差错不远。

余按：后天生成定位，乃是死机，全凭这二五合一，这一团真气，呼吸运用，方是真机。五行充塞二气之中，二气即在五行之内。二气盛，则五行之气即盛；二气衰，则五行之气即衰；二气亡，则五行之气即亡。溯治病之要，望色以有神无神，定气之盛衰；闻声以微厉，判气之盈缩；问病以饮热饮冷，知气之偏盛；切脉以有力无力，知气之虚实。以此推求，万病都是一个“气”字，以盛、衰两字判之便了，即以一气分为三气，以定上、中、下之盛衰，亦可。诸脉纷纷摹揣，试问天下医生，几人将二十八脉明晰？以余拙见，有力、无力尽之矣，不必多求。论分配脏腑，《内经》不差；论气机出入，一定法则，仲景六经为最。从《内经》也可，从仲景也可，余不敢以己见臆说为即是，姑存之，以与来者共商。

五行说

天地化生五行，故有青、黄、赤、白、黑之说焉。肝青，象木，主东方春令；肺白，象金，主西方秋令；心赤，象火，主南方夏令；肾黑，象水，主北方冬令；脾黄，象土，主中央湿令。五行各司一气，各主一经，各有生克制化。《内经》云：“肝布于左，肺布于右，心布于表，肾布于里，脾为四方之使。”历代注家，俱在方位上论，而不在一气上论，五行之实义，渐不明矣，余特直解之。夫人身与天地无异，天地以五行之气塞满乾坤，人身以五脏之气塞满周身，何也？骨本属肾，而周身无处非骨；筋本属肝，而周身无处非筋；血本属心，而周身无处非血；肌肉本属脾，而周身无处非肌肉；皮毛本属肺，而周身无处非皮毛。以此推之，五行原是一块，并非专以左肝、右肺、心表、肾里、脾中为主。盖以左肝、右肺、心表、肾里、脾中者，是就五行立极之处言之也。若执五方以求五行，而五行之义便失；以五行作一块论五行，而五行之义即彰。五行不出二气之中，二气即在五行之内，二气乃人身立极主宰，既生五行，又以五行为归。

然五行之要在中土：火无土不潜藏，木无土不植立，金无土不化生，水无土不停蓄，故曰“土为万物之母，后天之四象咸赖焉”。不独后天之四象赖之，而先天立极之二气，实赖之也，故经云“无先天而后天不立，无后天而先天亦不生”。后天专重脾胃，人日饮食水谷入脾胃，化生精血，长养神气，以助先天之二气。二气旺，脾胃运行之机即旺；二气衰，脾胃运行之机即衰。然脾胃旺，二气始能旺；脾胃衰，二气亦立衰。先后互赖，有分之无可分，合之不胜合者也。至于用药机关，即在这后天脾土上，仲景故立建中、理中二法。因外邪闭其营卫，伤及中气者，建中汤为最；因内寒湿气，伤及中气者，理中汤如神。内、外两法，真千古治病金针、医家准则，惜人之不解耳。况一切甘温、苦寒之品，下喉一刻，即入中宫，甘温从阳者，赖之以行，苦寒从阴者，赖之以运，故曰“中也者，上下之枢机也”。后贤李东垣立补中汤，以治劳役伤脾，是套建中汤之法也，亦可遵从。俗语云“百病从口入”，是伤中之意也。余谓凡治一切阴虚、阳虚，务在中宫上用力。以上三法，皆可变通，但阴虚、阳虚，辨认不可不澈，上卷辨认法，切切熟记。

问曰：《内经》言“冬伤于寒，春必病温”，可另有说乎？

答曰：冬月既伤于寒，岂有延至春月始发之理？然亦有说焉。以为天地闭塞，阳气潜藏，人身之气机亦潜藏，感之轻者，随气机而潜藏，不即为病，至春日春风和畅，气机发泄于外，这点寒邪种子亦向外，故病作。如春日布种，而夏日收割；夏日布种，而秋日收割。病温之说，其意如斯也。推之“春伤于风，夏生飧泄；夏伤于暑，秋必痎疟；秋伤于湿，冬必咳嗽”，理无二义也。

余亦有说焉。夫冬月寒令，天地之气寒，人身之气亦寒，潜藏是天地自然之机，人身同然，此正气也。客寒乃外之贼邪，邪正原不两立，无论一丝一毫客邪，着于人身，未有不即病者。感之即轻，不能闭塞气机，遇经气旺时，邪亦可以默化；感之若重，邪气即能蔽束气机，未有不即病者。况冬月伤寒而死者亦多，以此推之，此说殊不尽然。余再三追索，疑是内伤于生冷之寒湿，不能闭其卫外气机，故不即病，伏于其中，感天地闭塞，潜藏之气机裹束，不能发泄，延至春月，寒气化为热邪，随气机发泄而外出，春月温和，故名之曰温病。如此推求，方得“冬伤于寒，春必病温”实据。诸书纷纷言温，而曰风温、寒温、温热、湿温、温燥，更立大头、杨梅、捻颈、软脚诸瘟，难以尽举。各家之说，以春为风温，夏为温热，长夏为湿温，俱在六气节候上论之。余意春月温和节令，而加以温之名方妥，外此候而名温，即属不当。所谓寒温者，指发病之来脉说也；所谓风温者，指发病之时令言之也；所谓温热者，指寒变为热言之也；所谓湿温者，指挟内湿言之也；所谓温燥者，指邪入阳明燥地，伏而不出言之也。如此言温，而温之名始不错，舍此而在六气节候上言温，而温之名即诬。六气各有发病，试问又当何名？

再按：温病初起，先憎寒而后发热，以后但热而不恶寒，明明是春月温和节中不正之气则为温邪，“温”字即“热”字看，先犯太阳，太阳为寒水之区，热不胜寒，故直趋阳明，伏于膈间，阳明主燥，燥亦热也，此刻温燥混为一家，故但热不憎寒，乃为阳明的确不易之症。仲景立麻杏石膏甘草汤，早已为此等症候具法也。

按：麻黄开腠理，杏仁利气机，石膏清阳明之肌热，甘草和中，俾邪之从太阳而入者，仍从太阳而出，真丝丝入彀之方也。后人立升降散一法，解表清里，而曰此为风温设也，不知此刻气机，气即是温，温即是气，气即是风也，何必多方立名？后人不得其旨归，即以此方为风温设，而不知与麻杏石甘汤同一法也。他如白虎汤、人参白虎汤、苍术白虎汤，因其所兼而用之也。温病总是一热病，是二阳之正病也。他书纷纷讲解，愈出愈奇，不可为法，学者须知。

认病捷要总诀

发热类

发热而身疼者，外感也自汗桂枝汤，无汗麻黄汤。发热而身不疼，饱闷吞酸者，内伤于食也平胃散加消食行气之药。发热身疼，不恶寒，舌黄而饮冷者，热伤于里也白虎汤加桂枝、干葛。发热身疼，恶寒，口不渴者，邪入少阴也麻黄附子细辛汤。素禀不足，无故身大热，舌青，欲饮极热者，元阳外越也，亦有口不渴者，皆同吴萸四逆汤。小儿发热，气粗口热者，表里俱病，内有热也人参败毒散加芩、连、栀子。发热，出气微温，而口不热，小便清长，大便不实，素有疾者，元气不固也理中汤、六君子汤之类。

疟疾

寒热往来而有定候者，真疟也。一日一发而在上半日者，邪在三阳为病也宜小柴胡加桂、葛。一日一发而在下半日者，邪在三阴为病也宜理中汤加柴、桂。二日一发者，病深一层也按寒热轻重治之。单热无寒、渴、饮冷不休者，病在阳明也宜白虎汤。单寒无热，欲饮热者，病在太阴也宜理中汤。饱闷不舒，而发寒热者，食疟也平胃散加楂曲、柴胡。先吐清水，而后发寒热，欲饮极热汤者，脾阳外越，似疟而实非疟也宜吴萸四逆汤。

鼓胀

单腹胀而四肢不胀，舌青，欲饮热者，阴邪伏于中而闭塞清道也宜理中汤、或吴萸四逆汤。单四肢胀，而腹不胀者，脾阳不固，发散于四末也宜理中汤加西砂。有周身鼓胀，不渴不欲食者，元气涣散也宜收纳，切忌消肿，如理中、回阳之类。有胀而皮色如血者，阴乘于上而作也宜补阳以消阴，如阳旦汤、潜阳丹。有胀而皮色如水晶，内无他病者，水气散于皮肤也宜五皮饮。胀病亦多，握定阴阳辨诀治之，决然不错。

积聚

腹中有块，无拘左右，痛而始有形，不痛而即无形者，瘕症也宜活血行气，如当归补血汤，加桂、麦芽。不痛而亦有形，按之不移者，癥病也宜三物厚朴七气汤。有嗳腐，大便极臭，而腹中有块者，宿食积聚也平胃散加大黄、莪术。有痰涎不止，腹中累累觉痛，作水声者，痰湿积聚也宜桂苓术甘汤、理中汤加砂、半。有小腹硬满、小便不利者，血积聚于下焦也宜五苓加桃仁、红花。总之，喜揉按者，阴之积聚，由于阳不化阴也宜温解。手不可近者，阳之积聚。由于气不活而血壅甚也宜攻破。治积聚亦不出阴、阳两法。

痰饮

痰饮者，水湿之别名也。脾无湿不生痰，水道清则饮不作。痰清而不胶者，胃阳不足以行水也宜温中、理中汤。痰黄而胶，喜生冷者，火旺而津枯也宜鸡子黄连汤。痰白、痰青、痰咸，皆由于阳不足宜温、宜补。痰臭、痰吐如丝不断、痰结如砂石者，皆由于阴亏火旺宜五味子汤、养血汤。《金匮》列五饮之名，亦当熟看。

咳嗽

咳而兼发热身疼者，外感也小青龙、麻黄汤之类。咳而不发热身痛，饱闷嗳腐臭者，饮食为病也，亦间有发热者宜平胃散加麦、曲。咳而身大热，喜极热汤，唇舌青白者，元阳外越，阴气上干清道也宜吴萸四逆汤。咳而身如瓮中，欲饮热者，肺为寒痰闭塞也宜苓桂术甘汤加细辛、干姜、五味子。咳而口干、喜冷饮，二便不利者，肺为火逼也宜泻白散中加苏叶、栀子。干咳而无痰者，肺燥血虚也宜补血汤合黑姜甘草汤，加五味子。咳而痰水如泉涌者，脾阳不运也宜理中加砂、半、吴萸、茯苓。咳症虽多，总以阴、阳两法辨之即可。

喘

喘而发热、身疼者，寒邪闭塞肺窍也宜麻黄汤倍麻。喘而不发热、身疼、舌青、二便自利者，元气上腾也宜潜阳丹。喘而身大热，面赤如朱，口不渴，唇舌青白者，元阳外越也宜吴萸四逆汤。

呕吐

呕吐水谷，尚欲饮冷者，热隔于中也宜黄连生姜汤。呕吐而欲饮极热者，寒隔于中也宜理中加吴萸。呕吐，身热头痛者，挟外感也宜桂枝汤倍生姜，加吴萸。呕吐，身大热而无外感，尚欲饮热者，脾阳外越也宜附子理中加吴萸。凡吐症发热者多，因吐气机向外，故身亦发热，以身不痛为据。

霍乱

腹痛，吐泻交加，而欲饮水者，热隔于中，阻其阴阳交通之机也宜五苓加炒栀。吐泻交加而欲饮热者，寒隔于中，阻其阴阳交通之机也宜理中汤。

呃逆

呃逆来饮水即止者，胃火上冲也宜大承气汤主之。呃逆来而欲极热饮者，阴邪上干清道也宜吴萸四逆汤。

痢症

痢症不拘赤白，舌黄、脉有神者，燥热为病也宜大黄木香汤。痢症红白，脉无神而口不渴者，下焦阳衰，不能化下焦之精血也宜附子理中加小茴、安桂。痢症红白，身大热而渴饮极热，或不渴而舌青滑者，元阳外越，而内无阳以化肠胃中之精血也宜吴萸四逆汤。若大热、舌黄、饮冷不休，日数十次者，胃热极也宜白虎汤加柴、葛。痢疾初起，发热、身疼、脉浮者，外感也宜人参败毒散。

头痛

头痛如裂，身无他苦，舌青、不渴，或身大热，或脉劲者，此皆元阳外越，暴脱之候，切忌发散，法宜收纳宜四逆汤，或潜阳丹。头痛身热、颈背强痛者，风寒袭于太阳也宜桂枝汤。六经各有头痛，须按法治之，此不过明其危险者。

耳、目、口、鼻、唇、齿、喉各部肿痛

各部肿痛，或发热，或不发热，脉息有神，舌黄饮冷，二便短赤，精神、饮食一切不衰者，气有余之症也宜清凉、升解、攻下，如小柴胡、甘桔、白虎、凉膈、导赤之类。各部肿痛，或发热，或不发热，脉息无神，脉浮大而空，或坚劲如石，唇、口、舌青白，津液满口，喜极热汤，二便自利，间有小便赤者，此皆为气不足之症，虽现肿

痛火形，皆为阴盛逼阳之的候。市医往往称为阴虚火旺，而用滋阴降火之药者极多。试问有阴虚火旺，而反见津液满口、唇舌青滑、脉息无神、二便自利者乎？吾愿天下医生，切切不可见头治头，见肿治肿，凡遇一症，务将阴阳、虚实辨清，用药方不错误。

心痛

心中气痛，面青、肢冷、舌滑不渴者，寒邪直犯于心君，由君火衰极也宜四逆汤。心中气痛，面赤舌黄、欲饮冷者，热邪犯于心包也宜栀子大黄汤。

胸、腹、胁、背、腰、肘、胯、膝痛肿

各部肿与痛，而不喜手按者，或发热，或不发热，恶寒喜热，舌黄便赤，脉息有神，乃为气血壅滞，皆有余之候宜活血、行气、清凉之品。各部或肿或痛，而喜手按者，或发热，或不发热，舌青、喜热饮、二便清长、脉息无神、人困极者，乃阳衰不能运行，皆为不足之候宜温中、行气之品。

二便病

二便不利，腹胀、烦躁、舌黄、饮冷、脉息有神者，乃阳邪闭结也宜清凉分利、攻下之品。二便不利，腹不满，人安静，口不渴，喜卧，脉息无神，舌青滑者，阴邪闭于下，由阳不足，不能化阴也宜温补、回阳之品。

辨认脉法

气有余，所现浮、洪、长、大、实、数、紧之类倘病现阴色，不合脉，舍脉从病。

气不足，所现沉、迟、细、微、虚、短、涩之类倘病现阳色，不合脉，舍脉从病。

辨认诸症法

气有余，所现脉息、声音、面色、饮食、起居，一切有神。

气不足，所现脉息、声音、面色、饮食、起居，一切无神。

辨认疮法

气有余，所现红肿、高凸、痛甚，烦躁，人有神者，痈也。

气不足，所现皮色如常、漫肿、不痛，人无神者，疽也。

辨认痘法

气有余，所现痘色紫红，或夹斑疹，顶焦，唇红，便闭之类。

气不足，所现痘疮灰陷、平塌，寒战、唇口青白、便利之类。

辨认目疾法

气有余，所现红肿、痛胀、眵翳、障雾、赤脉、泪多、烦躁之类。

气不足，所现痛胀不甚，翳雾障膜虽多，不觉大苦之类。

辨色法

气有余，所现色紫红，口唇如朱，烦躁不宁。色不合病，舍色从病。

气不足，所现色滞暗，青白无神，唇口黑青。病不合色，卒闭须知。

辨舌法

气有余，所现舌黄、干白、紫红、黑黄、纯干黑，烦躁，饮冷。

气不足，所现舌青滑、润黄、黑润、干黑色，或青中带黄，或黄中带白，黑而润，津液满口，其人安静，而喜热饮之类。

辨口气

气有余，所现气粗，气出蒸手，出言厉壮之类。

气不足，所现气微、气短、气冷，出言微细之类。

辨口流涎水

气有余，所现流涎不止，口热，思水饮者，胃火也。

气不足，所现流涎不止，口冷，思热汤者，胃寒也。

辨二便

气有余，所现尿短赤、黄、红，粪硬、羊矢、极臭、极黄之类。

气不足，所现尿清长，间有黄者，粪溏，色白、色青之类。

辨皮毛、肌肤

气有余，所现皮干枯、皮粗、毛干枯、肌肤燥痒之类。

气不足，所现皮肉光润、毛泽，肌肤虽瘦，无燥痒之形。

辨饮食

气有余，所现食多易消，善饥，喜饮汤水。

气不足，所现食少难消，反饱，喜硬食物。

辨起居、性情

气有余，所现身轻，喜动游，怒骂、喜笑、狂叫之类。

气不足，所现身重嗜卧，不言不语，愁闷忧思之类。

钦安用药金针

余考究多年，用药有一点真机与众不同。无论一切上、中、下部诸病，不问男妇、老幼，但见舌青，满口津液，脉息无神，其人安静，唇口淡白，口不渴，即渴而喜热饮，二便自利者，即外现大热、身疼、头痛、目肿、口疮一切诸症，一概不究，用药专在这先天立极真种子上治之，百发百中。若见舌苔干黄，津液枯槁，口渴饮冷，脉息有神，其人烦躁，即身冷如冰，一概不究，专在这先天立极之元阴上求之，百发百中。后列二图，学者细心参究。

寒邪外入图

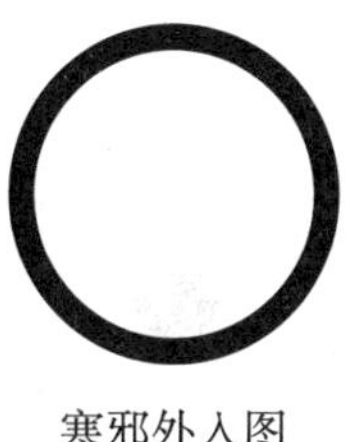

寒邪外入图

寒邪外入图说

今以一圈白色，喻人身一团正气，黑色喻外入之寒邪。邪犯皮肤第一层，乃太阳所主，病现头项、腰背疼痛，发热恶寒，邪既入于皮肤，如盗贼之入墙垣也。看其何处空虚有隙，便得而乘之，故不必拘定一日、二日之说，或入于手足之阳明，或入于手足之少阳，或入于手足之太阴，或入于手足之少阴，或入于手足之厥阴。仲景以太阳一经，包括三百九十七法、一百一十三方，论传经，是六步流行之定理；论圆通，是六步之化机。仲景恐人不知贼之去向，故标出六经提纲病情，与夫误汗、误吐、误下、当汗不汗、当下不下、当吐不吐、用药失宜、变逆匡救之道，俱在一百一十三方之中，学者务宜留心，不必执定伤寒邪入如是，须知六客亦如是也。更要明得外邪入内，闭束皮毛气机，遏郁而为身热疼痛，故发汗散邪，为治外邪初入第一要着。苟外邪从阳经而入内，寒邪亦化为热邪，热甚则伤阴，轻浅者，仲景有人参白虎、小柴胡之类以存阴；最重者，仲景有大小承气之类以救阴。苟外邪从阴经而入内，阴寒混为一家，阴盛则阳衰，轻浅者，仲景有大、小建中、理中之类以扶阳；最重者，仲景有四逆、白通之类以回阳。余谓此即仲景治外邪入内之子午针也。

寒邪内生图

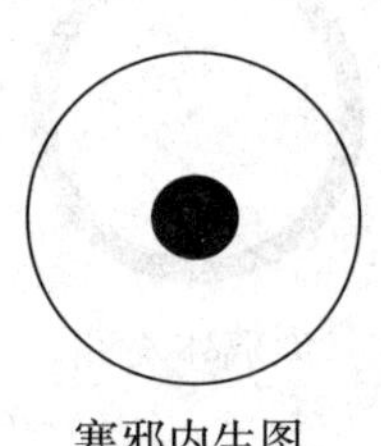

寒邪内生图

寒邪内生图说

今以一圈白色，喻人身一团正气。正气旺者，外寒不入，内寒不生。夫内寒之生，由于内之正气不足，正气不足一分，身内之阴寒便生一分，故经云“气不足便是寒”。究不足之原，因房劳过度者，则损肾阳；因饮食不节者，则损脾阳；因用心过度者，则损心阳。阳者，气也，阳气损于何处，阴寒便生于何处，积阴日久，元阳便为阴所灭也。在上者，仲景用桂枝以扶心阳；在中者，仲景用建中、理中以扶脾阳；在下者，仲景用四逆、白通以救肾阳。阳虚日久，不能化生真阴，阴液日亏，积之久久，血枯而虚阳又炽，反为客邪，此真可谓阴虚也，法宜甘寒养阴，切切不可妄用苦寒，故仲景有炙甘草汤、桂枝龙骨牡蛎汤、甘草黑姜汤之法，从阳以引阴，滋阴化阴。余谓此即仲景治内伤之子午针也。

诸书称“痨”字从“火”，皆是从“损阳”一语悟出也，惜乎解理未畅，后学无从下手，遂使由痨症而毙者多多矣。学者务要明得损阳而阴象症形足征者，照上卷阳虚门法治之。损阳不能化阴，阴液枯竭，肌肤枯槁，神气短少，吐痰胶黏，有火形可验者，照仲景炙甘草、龙骨黑姜汤之法治之，阴虚门方，亦可择取。又要识得外邪从阳经入内，以致热伤血者，亦可谓阴虚，若此而论者，是谓之真阴虚。从外而致者，苦寒、清凉、升解俱可治之，若此论者，只宜甘温微寒，从阳养阴以调之，内外之法，至此详矣。

余于上卷将阳虚、阴虚症形实据列出，乃辨症认症之子午针也；辛甘化阳，苦甘化阴，乃用药之子午针也；气有余便是火，气不足便是寒，乃犹是一元中之子午针也。学者务宜潜心默会，期于明白了然，幸甚幸甚。

附：禳久病不愈，一切怪症奇疮善法，小神作祟亦同

凡人家中，最难免者，疾病。感之轻浅，医药可愈。设或感之太重，三年两载，医药无功，此等疾病，非前世罪孽冤缠，即今生不知检束，积罪累愆之所致也。为人父，为人子，为人弟，为人兄，为人夫者，急宜反身修德，多行善功，或终身戒食牛犬，或全家斋敬九皇，或买鱼物而放生，或施棺木而修路，方便时行，阴功广积，斋诚涤滤，虔具悔罪祈恩，解厄消灾疏文，先申中宫，次申城隍，次申东岳，当空焚之，或可转危为安。余常以此法教人，应验屡屡，亦可以补医药之不逮处。